U0087904

老眼不昏花

銀髮族的視力保健

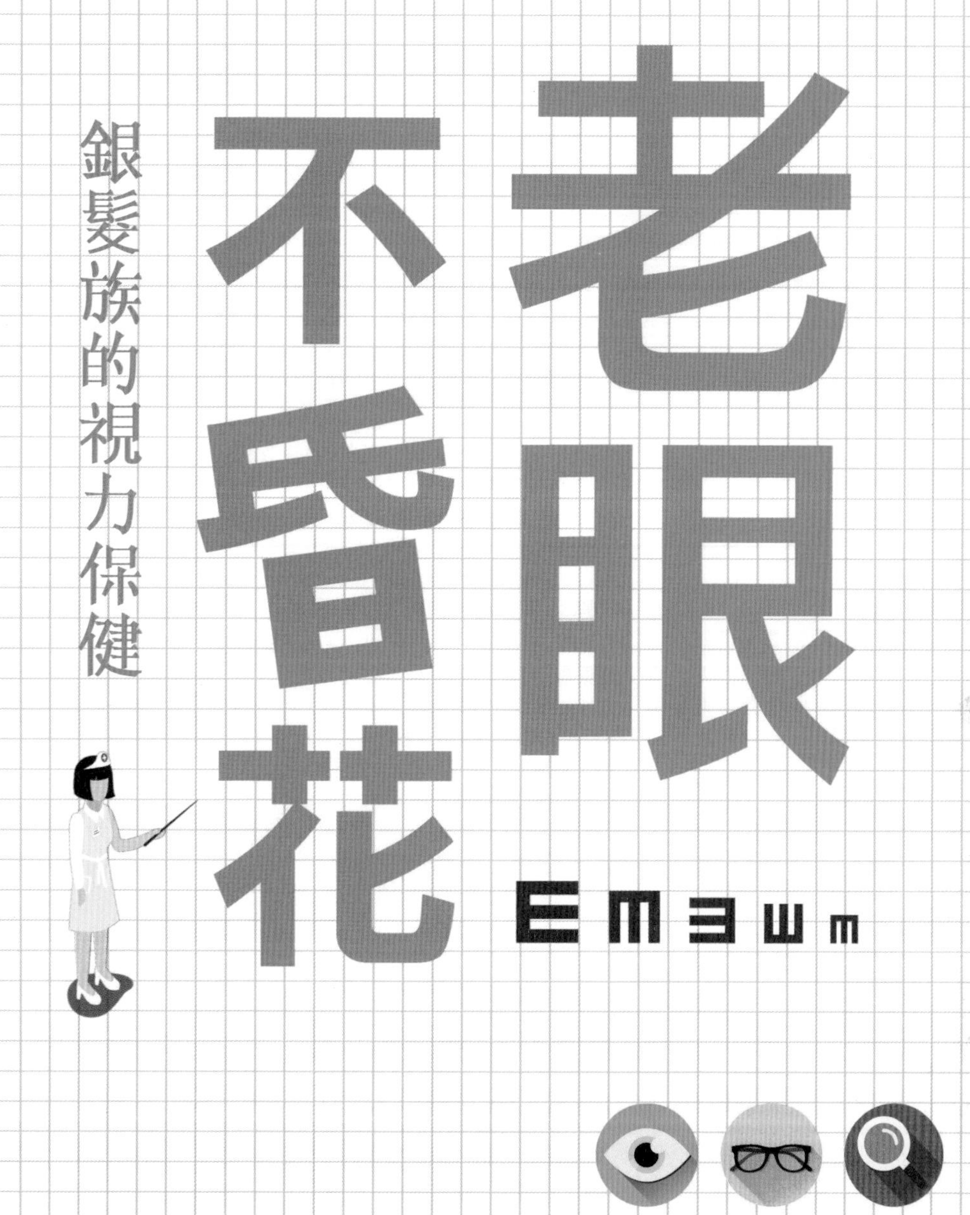

國家圖書館出版品預行編目資料

老眼不昏花：銀髮族的視力保健／劉瑞玲,林佩玉,蔡傑智,陳世真,王安國,鍾雨潔,蔡芳儀,黃怡銘著.——初版一刷.——臺北市: 三民, 2016
面; 公分.——(養生智慧)

ISBN 978-957-14-6162-5 (平裝)

1. 眼科 2. 眼部疾病 3. 視力保健

416.7 105009194

 老眼不昏花
——銀髮族的視力保健

著作人	劉瑞玲 林佩玉 蔡傑智 陳世真 王安國 鍾雨潔 蔡芳儀 黃怡銘
責任編輯	陳冠豪
發行人	劉振強
著作財產權人	三民書局股份有限公司
發行所	三民書局股份有限公司 地址 臺北市復興北路386號 電話 (02)25006600 郵撥帳號 0009998-5
門市部	(復北店) 臺北市復興北路386號 (重南店) 臺北市重慶南路一段61號
出版日期	初版一刷 2016年6月
編號	S 410440

行政院新聞局登記證局版臺業字第〇二〇〇號

ISBN 978-957-14-6162-5 (平裝)

http://www.sanmin.com.tw 三民網路書店

叢書出版緣起

隨著醫學科技日益進步，大幅延長人類的壽命，臺灣在一九九三年已進入聯合國定義的高齡化社會。根據統計，不久的將來，老年人口將會占總人口數的20％，臺灣將進入「超高齡社會」，意味著每四到五個人中，就有一位老人。

過往人們追求延長壽命的觀念，也進一步轉變成如何「活得老，也活得好」的整體規劃。人們開始認真思考熟齡生活該如何計畫、身體該如何養護、人際關係該如何整理等問題。政府也訂定了許多相關的法令，提供年長者各式各樣的服務與補助，期望能營造一個友善的環境，讓每個人都能老得自在、老得快活！

身為對社會具有責任的文化出版者，我們是否也能為熟齡社會做些什麼？在一番觀察與反省後，我們思索著要帶給社會一些什麼樣的東西，讓臺灣的熟齡世代，可以朝向一個更美好、更有希望及更理想的未來。以此作為基礎，我們企劃了【養生智慧】系列叢書，邀集各領域中學有專精的醫師、專家學者，共同為社會盡一分心力，提供熟齡世代以更嶄新的眼光、更深層的思考，重新看待自己的生命與未來，省視自我的人生歷練，進而邁向更完整、圓融的生命歷程。

【養生智慧】系列叢書涵蓋生理、心理與社會生活層面，以提供熟年世代更多元、更豐富的視野，達到「成功老化」的目標。「生理與心理層面」以常見的生理及心理疾病作為架構，集結了各大醫院的醫師與學者，以專業的角度介紹、分析，並以實務上豐富的閱歷提出具體的建議與提醒，不僅能提供患者及其家屬實用的醫護內容，更是一般大眾的預防保健寶典。「社會生活層面」則涵蓋熟齡生活的所有面向，包含人際關係的經營、休閒活動的安排及世代溝通的技巧等，使讀者能成功邁向擁有健康身體，且心靈富足的熟年生活。

本系列叢書重視知識的可信度與嚴謹性，並強調文字的易讀性與親切感，除了使讀者獲得正確的知識，更期待能轉化知識為正向、積極的生活行動力。

我們深切地期望【養生智慧】系列叢書，能成為熟年世代的生涯良伴，讓我們透過閱讀，擁有更完整、更美好的人生。

三民書局編輯部　謹識

作者介紹

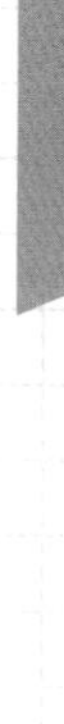

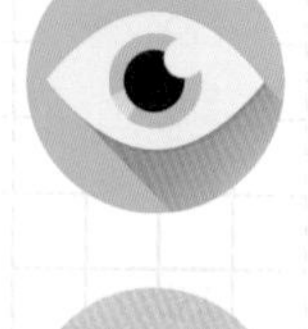

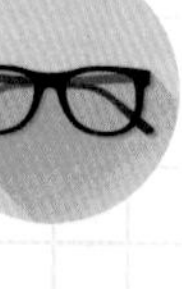

劉瑞玲

◆臺北榮民總醫院眼科部 部主任

◆國立陽明大學醫學院 教授兼醫學系副系主任

林佩玉

◆臺北榮民總醫院眼科部 一般眼科主任

◆國立陽明大學醫學院眼科學科 副教授兼學科主任

王安國

◆臺北榮民總醫院眼科部 眼神經科主任

◆國立陽明大學醫學院 兼任副教授

陳世真
◆臺北榮民總醫院眼科部 視網膜科主任
◆國立陽明大學醫學院醫學系 兼任副教授

蔡傑智
◆臺北榮民總醫院眼科部 眼矯形科主任
◆國立陽明大學 兼任副教授

協同作者：

蔡芳儀
◆臺北市立萬芳醫院 眼科專任主治醫師

鍾雨潔
◆臺北榮民總醫院蘇澳暨員山分院 眼科主治醫師
◆臺北榮民總醫院 眼科特約醫師

黃怡銘
◆臺北榮民總醫院眼科部 視網膜科主治醫師

推薦序

眼光明　樂高齡

翁林仲——中華民國眼科醫學會理事長
臺北市立聯合醫院副總院長

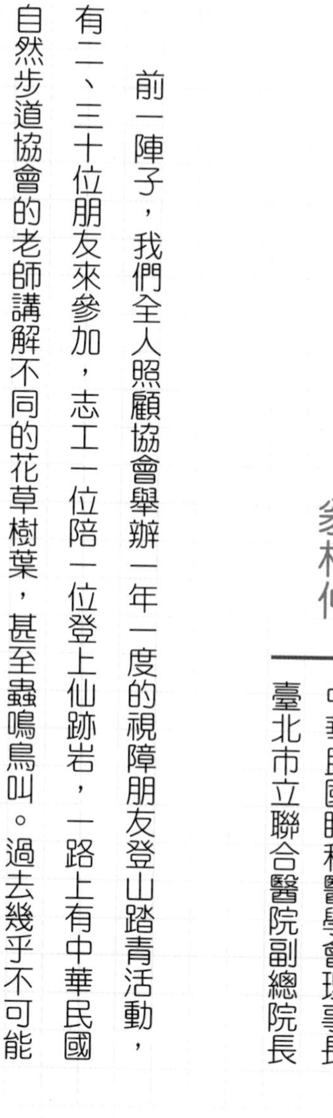

前一陣子，我們全人照顧協會舉辦一年一度的視障朋友登山踏青活動，有二、三十位朋友來參加，志工一位陪一位登上仙跡岩，一路上有中華民國自然步道協會的老師講解不同的花草樹葉，甚至蟲鳴鳥叫。過去幾乎不可能登山踏青的視障朋友們個個興奮、愉悅地呼吸著清新的空氣，用手觸摸感覺氣根、針葉、花香、絨毛……等。有一位在學校教電腦的老師感動的說：「以前看得到的時候不懂得珍惜，現在什麼都看不見了，只能用聞、用聽、用摸，感覺份外珍貴，份外滿足。」

身為眼科醫師，我們常聽病人說：「醫生啊！你一定要救救我，讓我看得到，要不然我也不想活了！」而每一位參與過義診的醫師都會有這樣深刻的經驗，例如：中華民國愛盲協會過去在國內外一些偏鄉、交通不便的地區做了許多角膜移植、白內障超音波乳化手術的義診，讓一些多年看不見的長者接受手術，當醫生拆下紗布眼罩的當下，每每聽到驚呼「我看到了！我看到了！」現場每一位都為之感動。

每一個人都希望看得到、看得清楚，特別在目前高齡化的時代來臨，很多長輩朋友告訴我說，他要上老人大學，要配一隻清楚的老花眼鏡；白內障開刀要用多功能的人工水晶體；有朋友告訴我，他有高度近視，要特別檢查青光眼、飛蚊症；也有阿嬤跟我說，他天天跟國外的孫子賴來賴去，眼睛乾澀不舒服；甚至一些大老希望我們幫忙看看是否有三高引起的眼底病變，甚至眼中風。不管男男女女，長輩們愈來愈愛漂亮了，參加登山社、加入國際標準舞社、要割雙眼皮、要消眼袋、要帥氣美麗……林林總總，不一而足。

在門診中、在親友圈中，我想每個眼科醫師看到這些熟齡朋友更重視自己的眼睛健康，更關心自己的眼睛保健，真是高興！要能夠活躍老化、豐富高齡的生活，除了有一顆年輕的心之外，最重要的先決條件是要有一個健康的身體，特別是一雙明亮的眼睛！看到這本由臺北榮總眼科五大主任所特別撰寫的《老眼不昏花：銀髮族的視力保健》，真是愛不釋手，我覺得這本書是送給我們每一位長輩朋友們最好的健康禮物！每位主任根據二、三十年的臨床經驗，從生動病例開始介紹，再講到最新、最正確的症狀和診斷，最後給每一位朋友知道最先進、最現代的預防和治療方法！真是寶貴的書！

我祝福每一位熟讀這本好書的朋友、長輩們都能有一雙明亮的眼睛，有一顆年輕的心，看到美麗的世界，永遠快樂的成長，時時懷抱夢想，做自己想做的事，活在當下，眼睛用到一百三。

推薦序

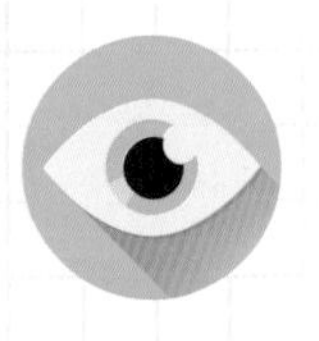

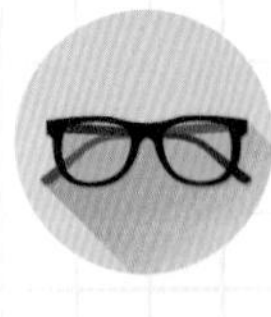

張德明——臺北榮民總醫院院長

臺灣和世界上許多已開發國家一樣，需要面對人口逐漸高齡化的嚴苛挑戰，除了生活供應與日常照護不能少以外，銀髮族的健康與醫療也將是政府與全體人民需要重視的議題。

無論是多元媒體或報章雜誌的健康衛教專欄上，關於全身性疾病如高血壓、糖尿病、癌症等的報導時有所見，然而有關眼睛疾病的衛教資訊則相對缺乏；較常見的是少見個案的報導，民眾有時反而容易因此而以偏概全，缺乏整體性認識，如本書這樣有系統地針對銀髮族常見眼睛疾病做全方位的介紹，實屬難得一見。

根據世界衛生組織的資料，全球最常見導致失明或視障的原因是白內障。很幸運的，在臺灣我們有良好的醫療水平，民眾若因白內障造成視力障礙，可以找到足以信賴的眼科醫師醫治，視力多得以恢復。其餘常見的致盲性疾病包括青光眼、老年性黃斑部病變和糖尿病視網膜病變等，這些疾病皆需要早期診斷、早期治療，才有機會免於失明之苦。如果病情已經發展到病患自覺視力模糊的階段，治療雖可能防止病情持續惡化，但已喪失的視覺功能則無法再度擁有。本書提供充分的衛教資訊，幫助民眾對這些常見疾病有正確的認識，知道如何預防、如何早期發現，若不巧罹患疾病，治療原則又是如何。

二〇一六年年初本院眼科部舉辦的青光眼病友會中，有位在年輕時因過敏性結膜炎長期使用類固醇導致青光眼的病患，就很感慨地說：「為什麼在學校的健康教育裡，都沒有教我們長期使用類固醇藥水可能會造成眼壓高而導致失明？」這位病患雖然經過青光眼手術與持續診療，多年來視力與視野範圍都維持穩定，但是這一切如果都沒有發生，不是更好嗎？本人很欣慰的是本院眼科部主任劉瑞玲醫師率同各科主任，在工作非常忙碌的情況下，仍然看見社會大眾對「銀髮族常見眼疾」訊息的需要。他們都是學養俱佳、術有專精，且臨床經驗豐富的醫師，共同合作嘗試以深入淺出的方式，將最常見眼部疾病的重要資訊呈現給讀者，相信將會使社會大眾獲益良多。

這本書不僅對銀髮族朋友有幫助，每一位希望自己或家人能夠保有良好視力的國人也都應仔細閱讀。誠如劉瑞玲醫師在前言中所提，許多退化性疾病的防治是要從小做起，眼睛是靈魂之窗，絕對值得我們長期持續呵護！

序

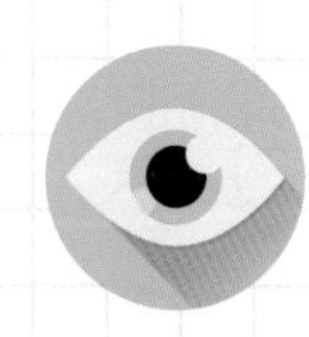

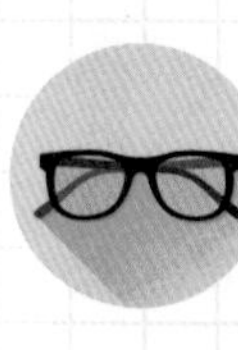

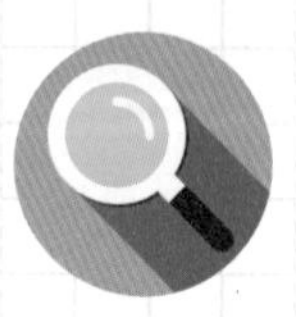

劉瑞玲

試想一下，如果在雙眼前繫上一條密不透光的眼罩，那麼我們在家裡的日常活動速度會減慢幾倍呢？如果出門，我們在離開家門幾分鐘後就可能撞到門或絆到腳呢？的確，在人體所有感官中，視覺無庸置疑扮演最重要的角色。因為有敏銳的視覺，我們得以飽覽大自然的宏偉美景，欣賞受造萬物獨特的結構與色彩，也可以從些微光影的變化察覺周遭環境的潛在危機。至於視覺在人們日常生活各種活動，如讀書寫字、開車打球、傳遞訊息，乃至於人際往來的察言觀色等所扮演的重要角色更是不言而喻。有些研究還指出正常視覺有助於生理時鐘的調節和大腦認知功能的維持，因此也可能和睡眠品質及老年失智症的防治有關。視覺所蘊藏的意涵遠超越一般視力表所測量到的視力所能表達的範疇。

近三十年來，幸拜醫用光學、醫用超音波、醫用雷射、醫用統計學、電腦科技、醫學工程、材料學和藥理學等蓬勃發展之賜，眼睛疾病在診斷或治療兩方面都有長足的進步。一些以前不知道的病灶有儀器可偵測出來、某些疾病的病程逐步獲得釐清，一些在過去束手無策的疾病開始嶄露治療曙光，另外一些疾病的治療有更多選擇；治療效果則是精益求精，甚至達到令人驚豔的效果。本書集結臺北榮總眼科部的菁英專家，共同以實證醫學為基礎，加上醫師累積三十年左右的臨床實務經驗，試圖以簡單易懂的方式，將現今社會銀髮族常見的退化性眼疾做一整體性呈現，提供給社會中關心自己和家人視覺健康的廣大群眾正確的醫療資訊，以瞭解常見疾病的症狀與治療等。

我們更希望的是，在有正確醫療訊息的基礎上，更要身體力行，有智慧的選擇對自己最好的預防之道或治療方式。雖說視覺功能免不了隨著年紀增加緩步減弱，但是千萬不要覺得年紀大了看不清楚是理所當然，有問題還是要就醫。有些病灶經過治療後可以讓視力回春，另外有些病灶在持續治療情況下可以延緩或阻止視覺喪失的發生。在現今快速變動的世代，人們很容易忘記「耐心」與「持續」這些美德的重要性，往往期望有仙丹或特效藥，治療幾天就好了。然而許多與年齡相關的退化性疾病是慢性病，需要持續治療與定期複檢，同時也要留意保持健康的飲食習慣、規律的生活和充分優質的睡眠等的重要性。

誠摯期望本書的訊息分享能夠幫助許多人，快樂擁有健康新視線。

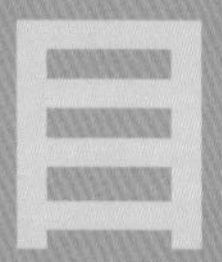

目次

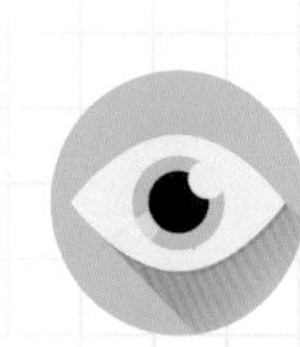

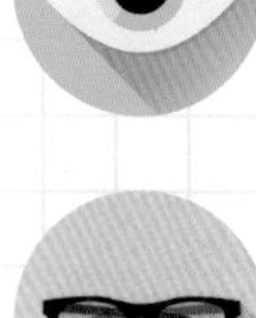

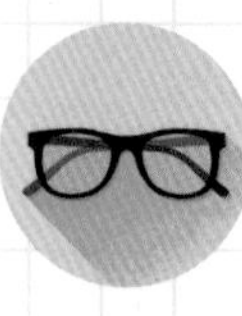

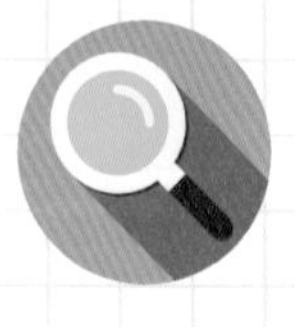

第1章 眼睛的結構與功能

第2章

第3章

第6章

總有一天等到你：老年性白內障

第7章

是誰偷走了我的天空：青光眼

第8章

揮之不去的蚊子：飛蚊症與視網膜剝離

第9章

馬路怎麼是歪的：老年性和高度近視黃斑部病變

第10章 甜蜜的負荷：糖尿病和血管阻塞性視網膜病變

第11章

一半視界：前部缺血性視神經病變

第1章

劉瑞玲　醫師

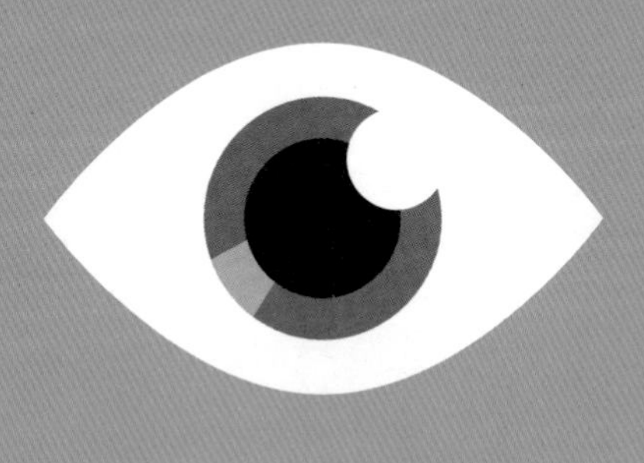

眼睛的結構與功能

第1章 眼睛的結構與功能

視覺是人類探索外在環境及與其他物種互動所倚賴的重要感覺，而健全的視覺功能始於完美的眼睛結構。眼睛是大腦的延伸，其內部結構極其精巧，由各樣高度分化專司其職的細胞組成，以井然有序的排列方式成就具高度智慧的設計。這麼重要的器官，形狀類似球體，體積大小和乒乓球差不多，位在由7塊不同的骨頭所包圍建構成的眼窩內（圖1）。眼睛前面有眼瞼和結膜的保護，而眼球後方眼窩內有許多脂肪，當眼睛承受外力撞擊時，可以發揮如護墊般的保護作用。現在就讓我們從綜觀到個述、從前方到後方展開一段令人嘆為觀止的奇妙之旅，逐一簡單介紹眼睛及其周圍各部位的結構和基本功能。

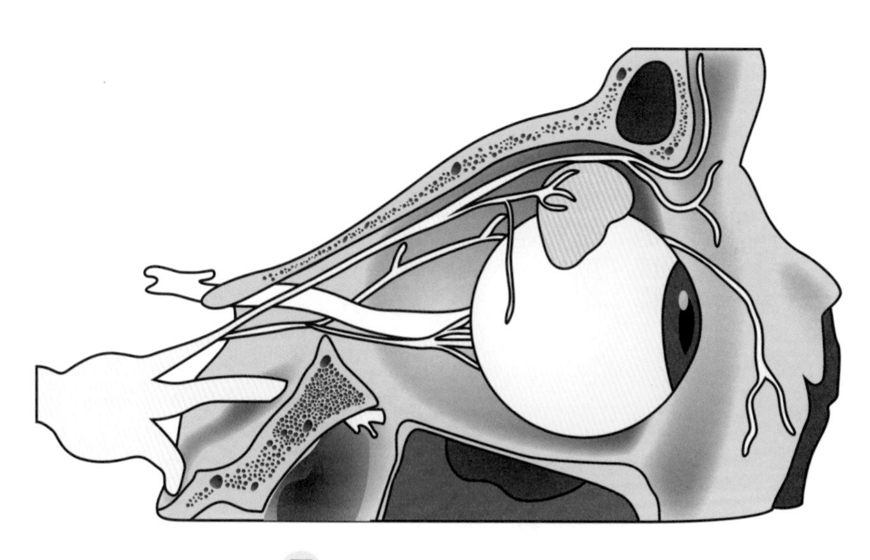

圖 1　眼睛與眼窩側面觀

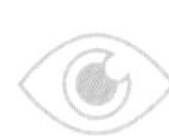

眼睛的特殊性

透光性

眼睛和身體其他器官最大的不同在於它大部分結構可以讓可見光無阻礙地通過，投射在位於眼睛深處視網膜上的感光細胞（圖2）。為了能有良好的透光性，在光線抵達視網膜之前，光線行進路徑上的構造或組成必須質地均勻，組織中的細胞或蛋白質分子必須精密整齊地排列，並維持適當的含水量，才能讓光線在抵達視網膜之前不會產生不該有的折射、

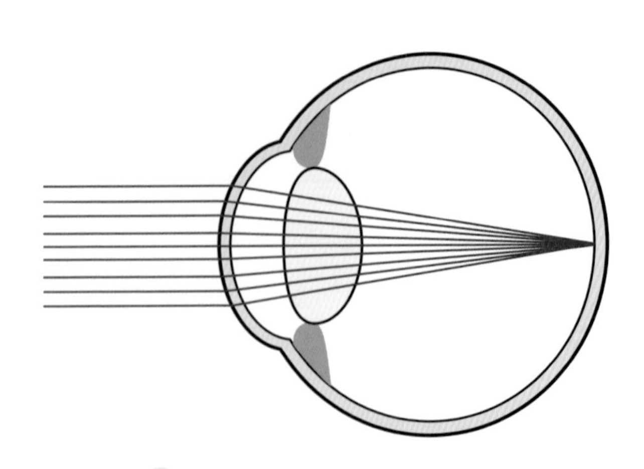

圖2 眼球的透光與聚焦特點

反射或繞射現象。為了達到最佳透光效果，在此光線路徑中甚至不能有血管分布，因此部分組織所需的氧氣與營養必須仰賴其他機制獲得。

聚焦性

如果只是讓光線經過以刺激位於眼底的感光細胞，但光線沒有聚焦，我們便只能感受到「亮度」，而無法清楚地辨識物體，也沒辦法閱讀。眼睛就像是一個凸透鏡可以將平行光束聚集，對焦在感光細胞上。眼睛的聚焦作用主要來自於角膜和水晶體，而眼球後方鞏膜良好的圓弧曲線，也是為了讓周邊視野的物體能對焦在周邊的視網膜上。

因為眼睛具有這些特點，它就像個櫥窗，透過這個櫥窗，人們得以看清楚這個多采多姿的美麗世界；另一方面，醫師可以藉此觀察到眼底視網膜的血管和視神經盤，一窺身體內部血管的健康狀況。

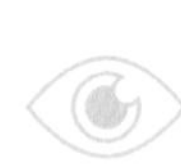

眼睛的結構與功能

眼球外殼是由位在前面的角膜和位在後面的鞏膜共同組成的，在最後端的鞏膜有一個不完全的開口，由多層的篩板狀結構形成，可以讓視神經纖維穿過，集合成束向後延伸，最後連結到大腦（圖3、圖4）。

眼球內部有3個腔室，即前房、後房和玻璃體腔。前房位於角膜、前房隅角和虹膜之間，其中充滿著稱為房水的透明液體；後房位於虹膜、睫狀體、懸韌帶和水晶體之間，也充滿著房水；玻璃體腔位於水晶體和視網膜之間，其中充滿著稱為玻璃體的透明膠狀物質。

角膜

是透明的弓形結構，其與空氣接觸面為角膜上皮細胞，與眼球內房水接觸面是一層內皮細胞，之間夾著基質層。上皮細胞形成眼球前緣的保護膜，阻擋外來病原體如細菌等的入侵。內皮細胞具抽水機功能，維

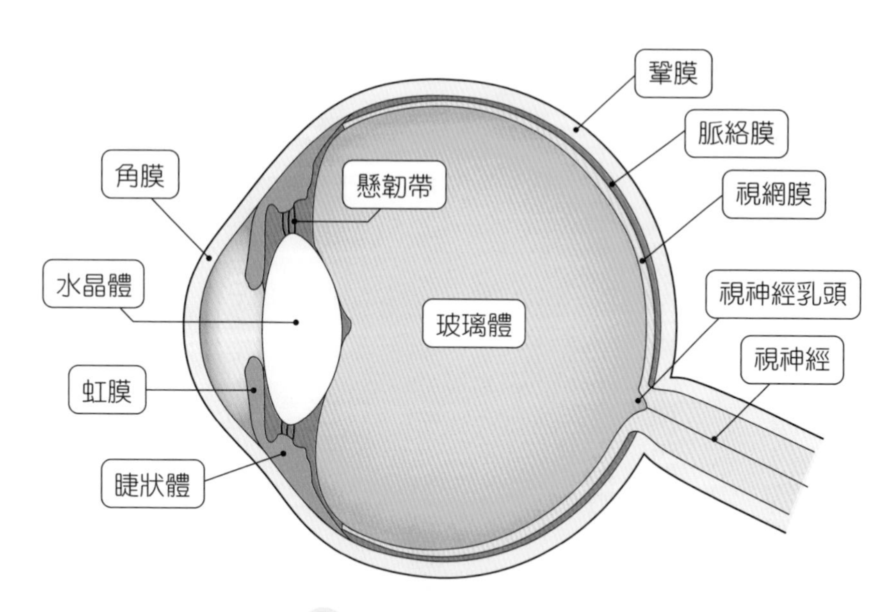

圖 3　眼睛結構側面圖

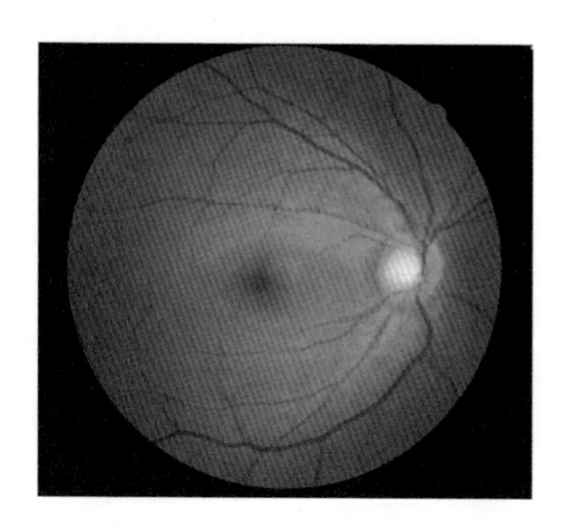

圖 4　眼底正面照相圖

持角膜正常含水量，以保持它的透明度。

正常角膜沒有血管分布，所需的養分來自於角膜前薄薄的一層淚膜、角膜後的房水和角膜周圍輪部的微小血管。角膜具有凸透鏡的聚光效果，平行光束經過它之後，因折射而產生第一階段的聚合。

眼色素層

從前到後可分為虹膜、睫狀體和脈絡膜三部分。

虹膜

是一環狀組織，中間空洞區域稱為瞳孔（圖5）。虹膜的顏色因人種而異，取決於組織中黑色素含量的多寡。虹膜可藉著組織中擴張肌或括約肌的收縮來改變瞳孔大小，控制投射到視網膜光線的多寡。人們在驚恐需要危機處理時，體內交感神經系統被激發，擴張肌收縮使瞳孔放大，讓較多光線進入眼內以獲得更多視覺訊息，方便大腦對周遭環境任何變化有更全面的瞭解。反之，在大太陽底下，括約肌收縮使瞳孔縮小，避免過多的光線進入眼內造成光傷害。

睫狀體

房水是由睫狀體上皮細胞所分泌，內含細胞所需的微小分子，可以滋養水晶體和角膜這些沒有血管的組織，使新陳代謝活動可以正常運作，同時房水也可以將這些組織的代謝產物經由前房隅角回收到全身血液循環中。

眼球內含房水的多寡會影響眼球內壓力的大小，合宜的眼壓有助於維持眼球正常的形狀，保持良好的光學效果。睫狀體另外一個重要功能

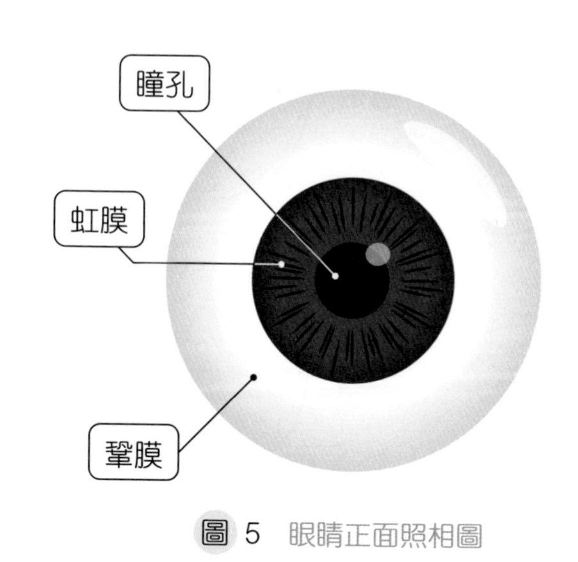

圖 5　眼睛正面照相圖

是調節眼睛的對焦能力。當我們想看近距體物件如讀書寫字時，睫狀體的肌肉會收縮，這時固定水晶體的懸韌帶會呈現鬆弛狀態，緩和它對水晶體的栓繫力量，水晶體因而轉變成較圓滾的形狀，增加它的凸透鏡效果，讓近距離的物像也能對焦在視網膜上（圖6）。

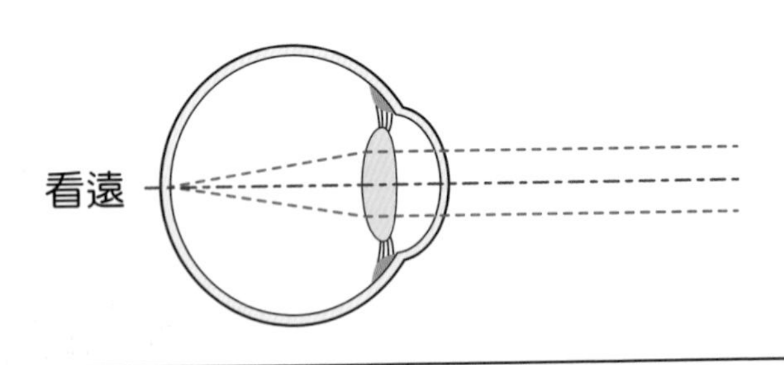

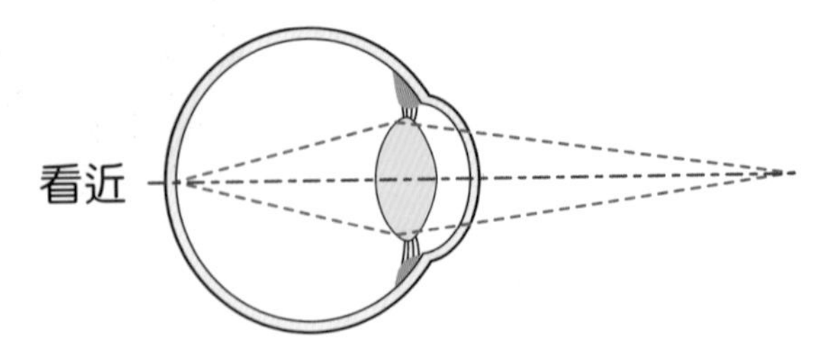

圖6 眼睛對焦的機轉

脈絡膜

是一層充滿血管的碗形組織，緊密地圍繞在視網膜外圍，負責供應視網膜靠外圍三分之一部分組織所需的營養成分。若以同一重量的組織為比較基準，脈絡膜每分鐘的血流量是全身所有組織中最多的，甚至多於大腦組織。因為仰賴脈絡膜提供養分的感光細胞和視網膜色素層細胞的代謝活動非常熱絡，耗氧量大，而且細胞的光化學反應所產生的熱量也需大量流動的血流來調節，以維持組織的恆溫。

水晶體

形狀類似橄欖，是眼睛裡可以調整焦距的一個凸透鏡。水晶體結構可區分為三部分，最外面是一層像保鮮膜的囊袋，將其他成分團團圍住，中間部分稱為皮層，最裡面中央區塊稱為核仁。水晶體藉著外面一圈懸韌帶維持在眼球內固定的位置。懸韌帶一端與周邊水晶體囊袋連結，另一端連接到睫狀體肌。眼睛受到外力如拳頭或乒乓球擊打時，縱使眼球沒有破裂，懸韌帶也可能斷裂導致水晶體移位，造成視力減退和其他的併發症。

視網膜

視網膜是眼睛負責視覺的組織，呈現碗狀分布，中央部分稱為黃斑部，負責中心視力（7頁圖4）。視網膜除了感光細胞外，還有很多不同的神經元細胞和支持神經元的細胞，以高度精密有系統的排列方式組成十層的結構。感光細胞受到光刺激時，將訊息經由不同的神經元整合後傳遞給視網膜神經節細胞。位在視網膜不同部位的神經節細胞的軸突再匯集到眼球後端鞏膜的篩板狀開口處，集合成束形成視神經。

鞏膜

為白色呈現碗狀的結締組織，前緣與角膜連接，組成眼球六分之五部份的外殼，在後端與腦部延伸出來的硬腦膜相連接。它維持眼球的外型，並保護眼球內結構。

眼周圍結構及其功能

眼瞼

眼瞼的皮膚非常薄，皮下結締組織疏鬆，脂肪多寡因人而異。內部有稱為瞼板的長板型纖維組織，由它支撐起眼瞼的形狀（圖7）。瞼板內有一整列可以分泌油脂的瞼板腺，此油脂形成眼睛表面淚膜最表面的一層，可讓淚膜中水成分的淚液不容易蒸發到大氣中，因而增加淚膜對眼睛表面的潤濕和保護作用（14頁圖8）。瞼板前面有輪狀分布

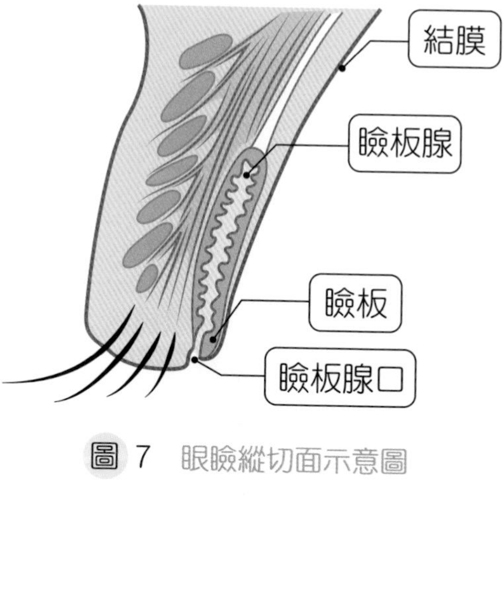

圖 7　眼瞼縱切面示意圖

的眼輪匝肌，收縮時可讓眼瞼閉合。瞼板腺上方則有上下走向的提上眼瞼肌筋膜，收縮時可讓眼瞼打開（圖9）。

結膜

結膜是一層覆蓋在眼睛前面的半透明黏膜，分佈區域從角膜外圍輪部開始，沿著眼球表面的弧度往後向上、下伸展，到了穹窿處再向前延伸，形成眼瞼的內表面（9頁圖5）（圖10）。

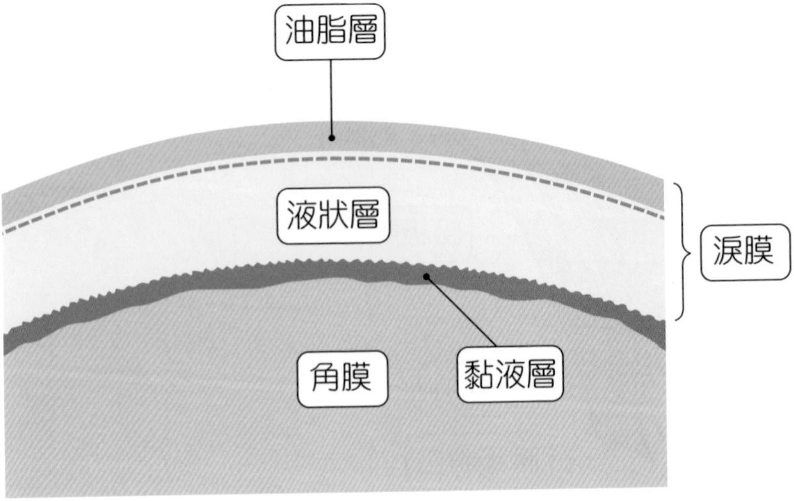

圖8　眼睛表面的淚膜

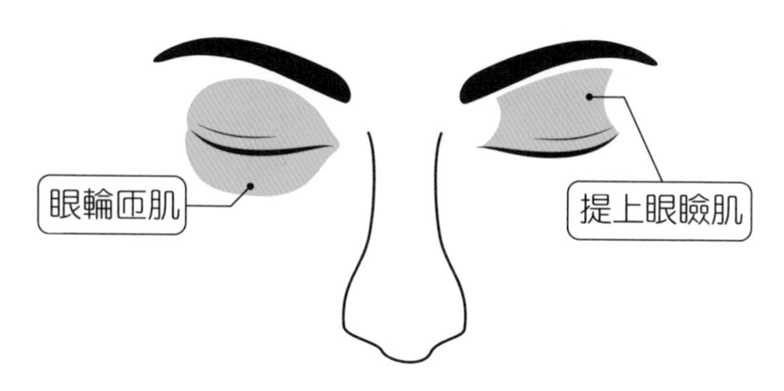

圖 9　眼瞼的眼輪匝肌和上瞼提肌

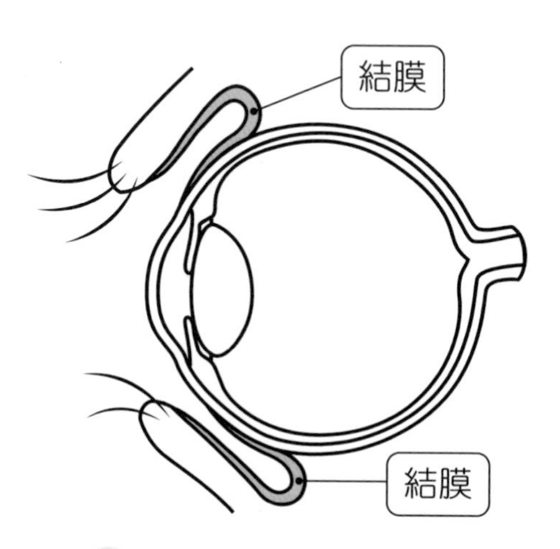

圖 10　結膜縱切面分佈圖

結膜結構鬆弛，讓眼球可以上下左右自由轉動，不會產生牽扯或阻礙。結膜富含杯狀細胞，負責分泌黏蛋白，形成淚膜的內層，讓淚膜與眼球表面細胞間維持良好的附著效果，不會快速流失。另外結膜組織中有不少副淚腺，分泌水成分，為組成淚膜的主要成分（14頁圖8）。

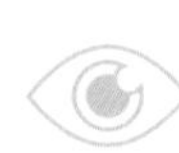

淚腺與鼻淚管等淚器

淚腺位於上眼瞼外側的皮下（圖11），主要負責反射性流淚，也就是當眼睛表面接觸到異物，如細砂或胡椒粉，或是情緒激動時的流淚，至於平時持續性的淚液分泌是由瞼板腺和結膜組織來負責。淚液不斷緩緩地分泌出來，也不斷緩緩地經由上下眼瞼靠鼻側的淚點，引流到鼻淚管，最後經鼻腔流到咽喉部，由咽喉部黏膜回收到全身血液循環。這就是為什麼一般人點眼藥水後一段時間，會覺得喉嚨有苦苦的感覺。也能解釋為什麼點眼藥水可能引起全身性副作用，也怪不得「痛哭」經常會伴隨著「流涕」了。

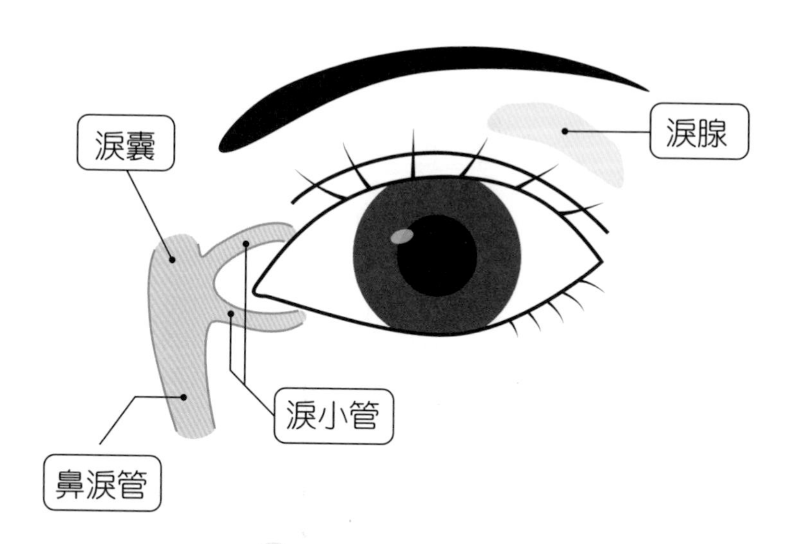

圖 11　淚腺與鼻淚管

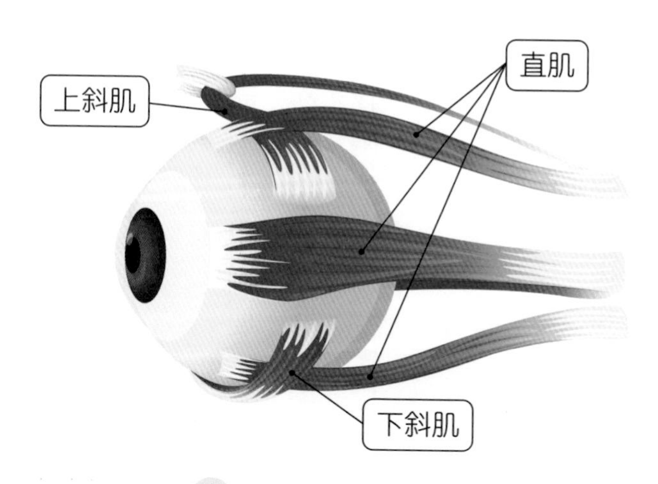

圖 12　眼外肌示意圖

眼球外肌

眼睛外面有6條肌肉控制眼球的轉動，其中4條稱為直肌，主要功能是讓眼球往上、下、左、右各方向轉動，另外2條斜肌，主要功能是能讓眼球做逆時鐘或順時鐘方向旋轉（17頁圖12）。

當然，眼球外這些肌肉彼此間要互相協調，例如當人們要往右看時，右眼的外直肌需收縮，同時右眼的內直肌要放鬆。不僅如此，左眼的內直肌也要收縮，左眼的外直肌也要放鬆，這樣兩隻眼睛所接收的影像才能融合為一，不至於產生複視現象（看東西有雙影）。

結語

以上是簡單介紹，讓讀者對眼睛及其周圍組織的結構和功能有概略的認識。在接著介紹各種銀髮族常見的重要眼疾時，視情況需要，各章可能會針對細部構造再做更深入的說明。

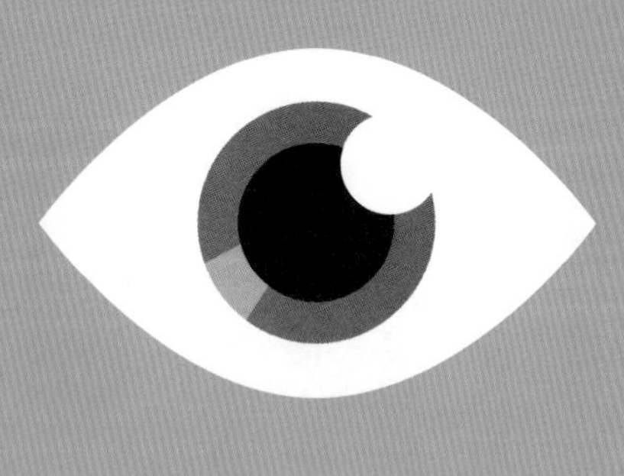

第2章

加菲貓的眼皮：眼瞼下垂

蔡傑智 醫師

病例
什麼是眼瞼下垂？
眼瞼下垂的成因
眼瞼下垂的治療
Q&A

第2章

加菲貓的眼皮：眼瞼下垂

病例1

王老先生年紀雖然已經70好幾，卻仍然身體健朗、耳聰目明。每天早晨飯後，總會坐在前院大樹下一邊喝茶一邊看個報紙。然而這個月以來，卻發現報紙看不到半個小時，就感到眼皮沉重，撐得好累；報紙看久了前額頭還會不時感到酸痛。一開始懷疑是老花眼鏡度數不夠，還到眼鏡行重新配了一副老花眼鏡。然而症狀卻一直沒有改善，到後來王老先生甚至要很用力撐開眼皮，才看得清楚整個前方視野，孫子也說爺爺的眼睛好像卡通裡的加菲貓（圖1）！最後王老先生只好趕緊求助眼科醫生，經過詳細檢查，診斷為老年性眼瞼下垂。最後接受手術矯正，王老先生眼睛變得炯炯有神（圖 2），整個臉看起來年輕許多，也可以更輕鬆地閱讀報紙，閱讀時前額頭會酸痛的症狀也不藥而癒了！

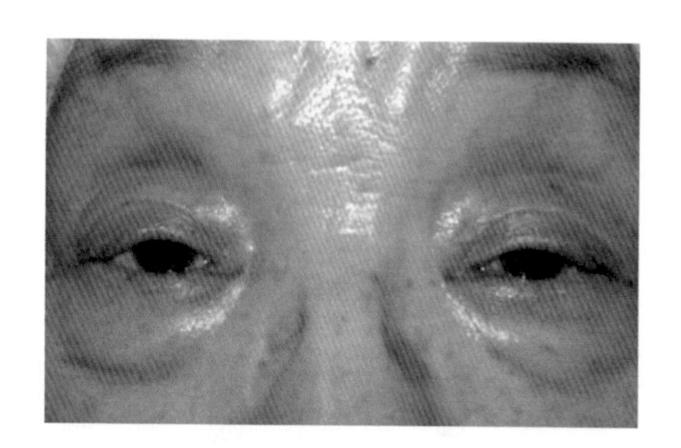

圖 1　矯正前

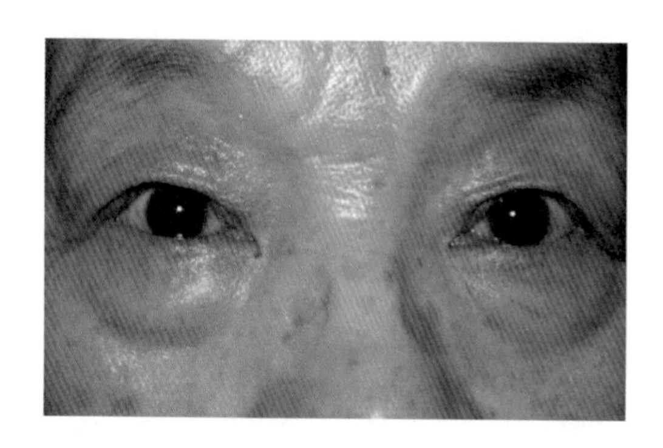

圖 2　矯正後

病例2

30歲出頭的陳小姐在一個百貨公司的精品專櫃擔任售貨小姐，每天早上出門上班前總會脫下眼鏡，換戴上瞳孔放大片（一種特殊隱形眼鏡）及貼上雙眼皮貼，並且畫個淡妝才會出門，好讓顧客有個好印象。有一天在公司搭電梯時，看到鏡子中自己的雙眼怎麼變成了一大一小，仔細一看右邊的眼皮似乎有點下垂，而且右邊的雙眼皮也變得比較寬（圖3）。原本以為是前幾天熬夜沒睡好，導致眼皮浮腫的關係。怎知過了1個月，右眼皮下垂的情況依然沒有改善，心裡不禁納悶著自己也還算是輕熟女，怎麼就像阿公阿嬤一樣眼皮下垂了呢！驚恐之餘趕緊求助眼科醫生。

經過一些檢查，診斷可能為長期戴隱形眼鏡或使用雙眼皮貼不當造成的眼瞼下垂。最後經由手術矯正，陳小姐終於又恢復成原來明亮有神的大眼睛（圖4）。

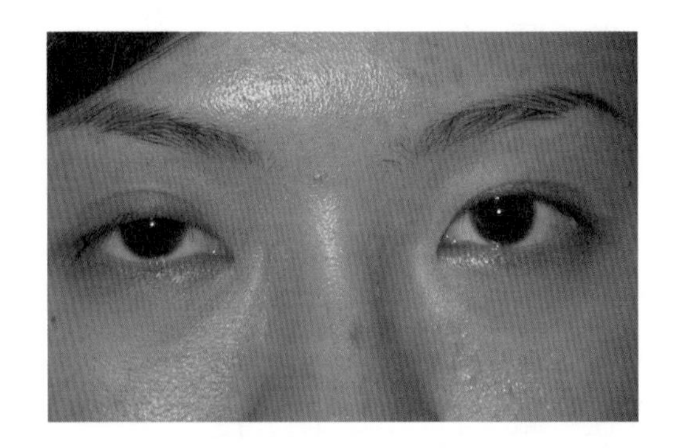

圖 3　矯正前

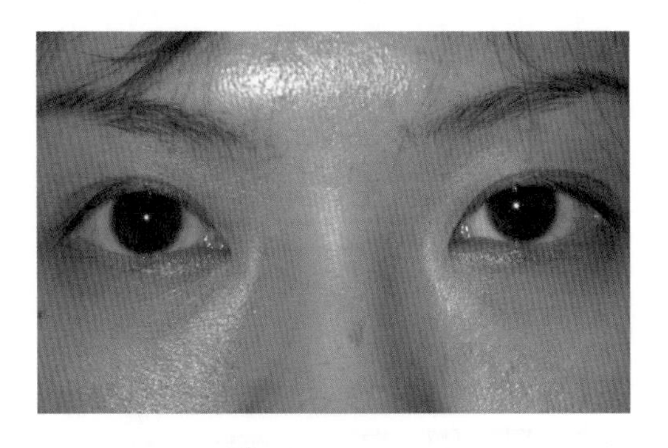

圖 4　矯正後

病例3

60歲陳先生平日作息正常，早上會先到住家附近的公園打一趟太極拳，然後散步回家洗澡，再去自己的公司上班。這個月以來，每到下午時就覺得右眼皮特別沉重，幾乎張不開。到眼鏡行配了全視線多焦眼鏡，並使用人工淚液，但症狀卻沒有改善（圖5），反倒發現中午若是休息閉眼小睡一段時間，下午眼睛就比較能張開。

最後到醫院求助眼科醫師，才發現是罹患了重症肌無力症。聽醫師說除了眼瞼下垂外，有的患者還會產生複視、視力模糊；有的患者會影響到咀嚼及吞嚥功能，甚至嚴重到引發呼吸困難。幸好他及早就醫，只出現眼瞼下垂的症狀，最後在服用藥物治療後，眼瞼就變得比較容易睜開了（圖6）。

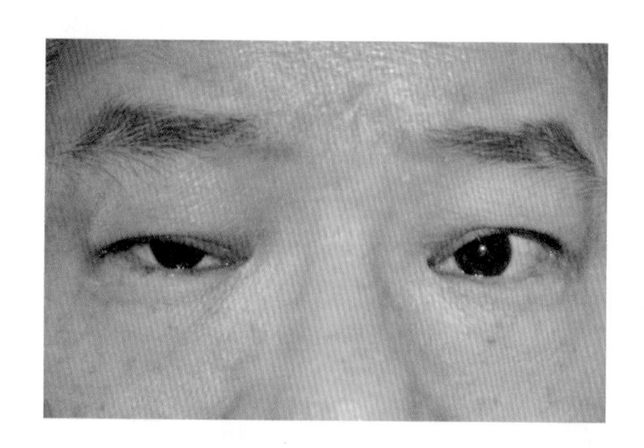

圖 5　治療前

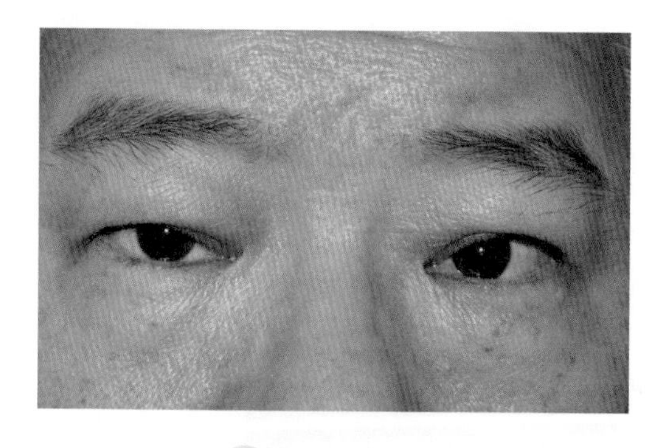

圖 6　治療後

病例4

65歲張先生有高血壓及糖尿病的病史，平時有定期服用藥物控制。退休後帶著老伴到北京旅遊，當地的冬天清晨特別寒冷，張先生在旅館剛起床就覺得右上眼皮特別沉重，眼睛張不太開（圖7），視力也變得有點模糊。原本以為是旅途勞頓沒有睡好的關係，但回到臺灣休息幾天後，症狀仍沒有改善，甚至有點頭痛。經過眼科醫生詳細檢查，最後診斷為糖尿病及高血壓造成的腦部缺血性梗塞，引發第三對腦神經麻痺，造成的眼瞼下垂及複視等症狀。所幸在藥物治療下，張先生的症狀在幾個月後即逐漸恢復正常。

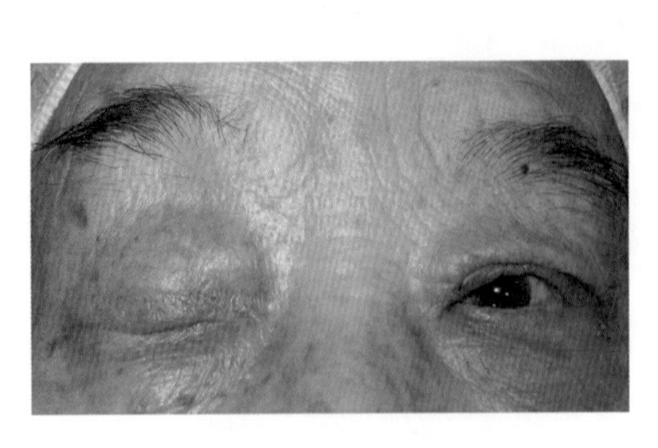

圖7　眼瞼下垂

病例 5

劉太太雖然已經當祖母了，每日卻仍然活動滿檔。最近不知是太累還是沒睡好，總覺得張不開眼睛，尤其是到百貨公司或大賣場逛街時，身處在燈火通明或冷氣空調較強的環境時，張不開眼的情形特別明顯，嚴重時甚至要用手將眼皮撐開（圖 8）。劉太太也曾經到家附近的眼科診所就醫，醫生總是說是用眼太疲勞，多休息，少上網，點些眼藥水就會好。然而半年多了情形一點都沒改善，甚至眼睛還經常眨個不停。最後經過醫師詳細檢查，原來是罹患了所謂的眼瞼痙攣。最後靠著定期施打肉毒桿菌素，眼瞼才張得開。

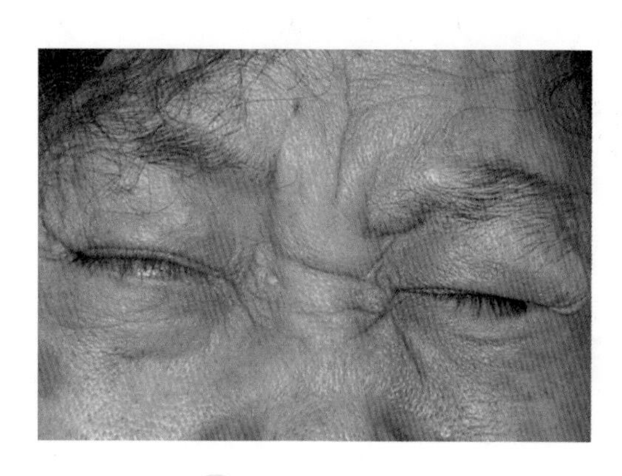

圖 8　張不開眼

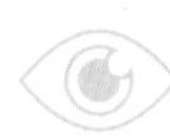

什麼是眼瞼下垂？

張開眼睛主要依賴上眼瞼裡的兩條肌肉，分別是提上眼瞼肌與穆勒氏肌，其中以提上眼瞼肌最為重要。大腦的命令藉由神經傳導，讓肌肉收縮而將眼瞼拉起，讓眼睛張開。一般正常人張開眼睛的時候，上眼瞼的下緣會覆蓋到黑色瞳仁（眼角膜部分）最上方約1.0～1.5毫米（mm）左右的部分，而且上眼瞼的下緣到瞳孔中心的光反射點的距離通常大於2毫米（圖9）。若是上眼瞼的高度比黑色瞳仁的上緣低於1.5毫米以上，或是上眼瞼

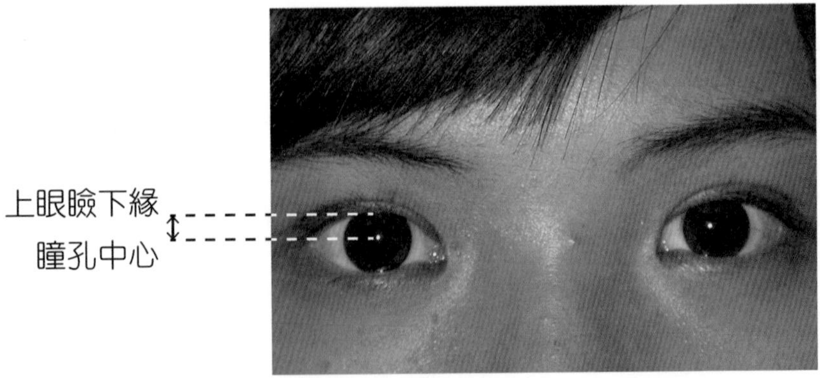

上眼瞼下緣
瞳孔中心

圖9 正常的眼瞼位置

的下緣到瞳孔中心點的距離小於2毫米，即稱為眼瞼下垂。

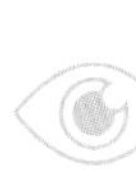

眼瞼下垂的成因

眼瞼下垂，依其發生的時間不同，可分為先天性眼瞼下垂及後天性眼瞼下垂。

先天性眼瞼下垂

患者多半從出生不久，父母親就可以發現其單眼或雙眼眼睛張不大。隨著年紀的增長，小孩看東西會很吃力，通常會不自主地使用代償性的抬頭、提下巴和抬眉毛來看清前方的目標。

病因是其提上眼瞼肌的先天發育有問題，以至於影響提上眼瞼的功能。6歲以前若沒有處理好，可能會因長期遮蔽視線或是引發散光，而影響幼兒視力的發展而造成弱視。

後天性的眼瞼下垂

可能的病因有很多，依照發生的原因一般可分為：

1. 腱膜性眼瞼下垂

又稱作老年性眼瞼下垂，是臨床上造成銀髮族眼瞼下垂最常見的原因。提上眼瞼肌的前端連著一層腱膜，這腱膜就好像是一條充滿彈性的橡皮筋，可以傳遞提上眼瞼肌的力量幫我們拉起上眼皮，以便看清楚這個花花綠綠的世界。

但隨著年紀的增長，經過成千上萬次的反覆伸長及收縮後，腱膜就容易變長、變形或鬆脫，就好像失去了彈性的橡皮筋，造成提起眼皮的效率變差，形成所謂的老年性眼瞼下垂（如20頁病例1）。

此外，有些年輕人因為長期配戴隱形眼鏡，眼瞼與隱形眼鏡之間的長期摩擦，以及每天戴上及脫下隱形眼鏡時對眼瞼的拉扯，長期下來可能造成腱膜的鬆脫，也會提早發生眼瞼下垂的情形（如22頁病例2）。

2. 肌肉性眼瞼下垂

因為提上眼瞼肌本身的肌肉病變，所引起的眼瞼下垂，最常見的病因是重症肌無力症。重症肌無力症為全身性的疾病，主要是身體的免疫系統產生不正常的抗體，抗體會占據及破壞肌肉細胞膜上負責接收神經訊息的接受器。所以儘管神經發出訊號要肌肉收縮，肌肉卻不能有效地運作。

最常被影響的肌肉是提上眼瞼肌，和負責眼球活動的眼外肌，所以患者常有眼瞼下垂或複視的症狀（如24頁病例3）。除了眼部的肌肉受到影響之外，身體其他部位的肌肉也可能遭受攻擊，例如臉部、頸部、四肢，甚至吞咽及呼吸的肌肉。肌肉無力的症狀通常會隨著肌肉反覆使用而加重，在休息或睡醒之後又會暫時改善。有些重症肌無力症的患者還會併發胸腺增生或腫瘤，必須詳加檢查。

3. 神經性眼瞼下垂

因為第三對腦神經麻痺，或是交感神經群出問題，而造成的眼瞼下垂。提上眼瞼肌主要是由第三對腦神經（又稱動眼神經）所控制，這條腦神經不但控制了提上眼瞼肌，而且還支配了幾條負責眼球活動的眼外肌，以及控制瞳孔大小的虹膜肌。所以一旦動眼神經因為某些原因麻痺了，提上眼瞼肌就好像失去動力般無法施力，就會造成眼瞼下垂。動眼神經麻痺患者同時還可能併發複視、瞳孔放大以及頭暈、頭痛等症狀（如26頁病例4）。

造成動眼神經麻痺的原因相當多，成年人最常見的原因還是缺血性梗塞（例如糖尿病、高血壓等所引起），其次是血管瘤、腫瘤或創傷。動眼神經麻痺的診斷主要依賴詳細的眼科神經學檢查，另外也必須進行影像學檢查（電腦斷層、核磁共振、血管攝影等），並會診神經科專家，以便找出潛在的病因，及早治療。基本上神經性眼瞼下垂屬於全身性疾病，而以眼睛症狀來表現，千萬不能輕忽，以免錯過治療時機，危急生命。

4. 機械性眼瞼下垂

有些患者看似眼瞼下垂，其實是上眼皮或上眼窩裡暗藏了腫瘤，使上眼瞼的重量增加，以致提上眼瞼肌不能將上眼瞼充分提起而導致下垂。仔細的觸診有時可以及早發現眼皮下的腫塊，及早治療。此外，慢性眼瞼或眼窩發炎造成眼瞼水腫，也會導致此種機械性眼瞼下垂。

5. 外傷性眼瞼下垂

當眼瞼受到外傷或手術傷及提上眼瞼肌時，導致提上眼瞼肌功能不正常而造成眼瞼下垂。

6. 假性眼瞼下垂

病人的腱膜、肌肉和神經都沒有問題，但因為眼球萎縮、小眼球、上下斜視或兩眼突出程度不同，而造成眼瞼下垂的假象。此外，有些年長者皮膚過度鬆弛，雖然上眼瞼緣的高度仍屬正常，但鬆弛的皮膚也可能垂下來遮蔽視線，這稱為瞼皮鬆弛症。有時候因為外側眼皮鬆弛下垂導致外觀呈現類似三角形，形成一般所謂的「三角眼」，並不屬於真正的眼瞼下垂。

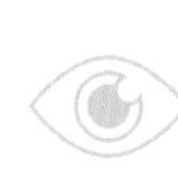

眼瞼下垂的治療

治療眼瞼下垂，首先要由專業眼科醫師做詳細的檢查，以評估眼瞼下垂的原因，才能針對病因來對症下藥，不一定都要接受手術。

腱膜性眼瞼下垂

通常可以經由眼瞼手術來改善。眼瞼手術的方式有好幾種，必須由專業醫師先判斷眼瞼下垂的程度、提上眼瞼肌的肌肉功能強弱、眼球本身的狀況是否能夠適應眼裂變大以後的情況，再來選擇適當的手術方式。

肌肉性眼瞼下垂

通常以藥物治療為優先，例如抗乙醯膽鹼藥物（俗稱大力丸）及免疫抑制劑，其它還有血漿置換術或靜脈免疫球蛋白注射。若伴隨有胸腺腫瘤，可能需要做胸腺的手術。若是仍然無法改善眼瞼下垂，可考慮進行眼瞼矯正手術。

神經性眼瞼下垂

必須先找到神經麻痺的病因為何。如果是很小規模的缺血性梗塞，大部分病人會在6個月內逐漸痊癒。但如果是血管瘤、腫瘤或創傷所造成，則必須會診神經內科、神經外科，甚至腫瘤科醫師共同來處理。

外傷性眼瞼下垂

一般觀察4到6個月，若未能自行恢復再考慮手術。

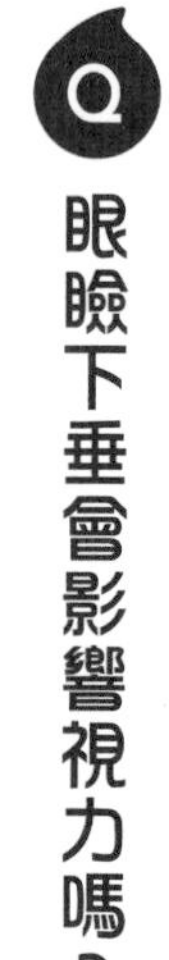

Q 眼瞼下垂會影響視力嗎？

A 輕微的眼瞼下垂只會影響外觀，讓人看起來比較沒有精神，好像是想打瞌睡一般，有人戲稱像是卡通角色加菲貓的眼皮。嚴重的眼瞼下垂，因為上眼瞼下垂蓋住了黑色瞳仁中間的瞳孔區（好比相機的光圈），會遮蔽了上方的視線而影響視力。有些眼瞼下垂的人，會因為想藉由挑高眉毛的肌肉來幫忙撐開眼皮，進而造成外觀上呈現過度提眉的情形，長期挑眉不當使力的情形下，容易形成患者前額酸痛甚至頭痛等症狀。

Q 眼瞼下垂一定是單眼嗎？

A 老年性眼瞼下垂通常是雙眼，但也有可能兩側眼瞼下垂的程度不同，形成所謂的大小眼，下垂嚴重的那隻眼睛有時還會在外觀上呈現單側過度挑眉的情形（如26頁圖7右眼）。動眼神經麻痺引起的眼瞼下垂通常為單側。重症肌無力導致的眼瞼下垂雖然通常為雙側，但有時也會以單側為初表現。

Q 眼瞼下垂一定是年紀大的人才會發生嗎？

A 眼瞼下垂雖然是銀髮族最常見的眼瞼疾病，但卻不一定是年長者的專利，依照成因的不同，眼瞼下垂可能發生在任何年紀的患者身上。

Q 眼瞼下垂是不是到美容診所開個雙眼皮就可改善？

A 非也！僅有鬆弛眼皮造成的假性眼瞼下垂，才能用修皮及雙眼皮手術來改善。矯正眼瞼下垂手術方式一般較雙眼皮手術複雜，主要有兩大原因：一是眼瞼下垂手術通常要考慮病患原本提上眼瞼肌的功能後，再藉由調整提上眼瞼肌的鬆緊及長短來提高眼皮的高度，以改善視野的範圍（功能性調整），另一方面也要顧及對稱性及美觀（美容性需求）。有時候受限於患者本身條件，兩者難以得兼，只能在兩者中求取一個平衡點，醫病之間手術前要先充分溝通。

Q

我眼睛張不開還眨個不停，常被嘲笑在對人放電，這是否也是眼瞼下垂？需要開刀嗎？

A

這種眼睛張不開還眨個不停的狀況，並不是單純的眼瞼下垂，而是屬於眼瞼痙攣症（如27頁病例5）。主要是因為控制眼睛閉合的眼輪匝肌產生了不自主的痙攣性收縮，休息睡覺時症狀會消失，通常是兩眼同時發生，好發於60歲以上的年長者，以女性較多。

剛開始症狀可能較輕微且偶而才發作，但隨著病情加重之後，眼輪匝肌收縮的力道與頻率逐漸增加，導致眼皮眨到閉起來而無法輕易張開，嚴重時甚至需要用手才能將眼瞼撐開，有些患者在過馬路或開車時突然發作，甚至還引發車禍而受傷。

眼瞼痙攣症真正的病源目前仍不清楚，只有少數病患可找到腦部的病變，或是因服用抗精神病藥物所引起。初期治療可考慮藥物治療，但藥效並不是很顯著。其次以肉毒桿菌素局部注射痙攣的肌肉，可以達到暫時緩解的功效，大多數患者需要3～4個月就重複注射1次，有些嚴重的病患則需要加上以手術切除部分過度痙攣的肌肉來改善。此外，應避免過度的壓力及疲勞，並可配戴保護眼鏡，以減少風及光線對眼睛的刺激。

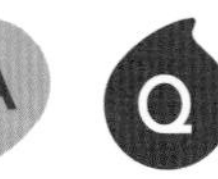

Q 我是否可以經由眼瞼下垂手術變得像林志玲一樣大的雙眼？

A 不是每位患者都適合開成如明星般明亮的大眼睛！尤其上了年紀的銀髮族常合併乾眼的症狀，或眼睛容易酸澀疲勞，甚至眼角膜會經常性地破皮，須常點人工淚液，此時如果開成大眼睛，導致眼睛暴露在空氣中的表面積增加，有可能讓乾眼的症狀加重，也進一步增加了角膜破皮的風險。因此在手術前，醫師要先做完整的評估，再與病患溝通取得共識，取一個折衷的眼皮高度，畢竟美麗的代價並不是所有人都可以承受得起。

第3章

蔡傑智 醫師

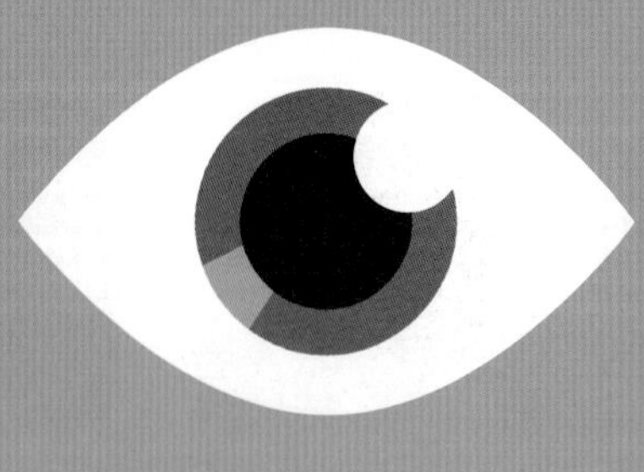

爺爺的蠶寶寶：眼袋

病例
眼袋的成因
眼袋的治療
Q&A

第3章 爺爺的蠶寶寶：眼袋

病例1

李老先生退伍後，身材一直維持得相當不錯，唯一美中不足的是兩眼的下眼袋非常明顯，孫子們有時還會笑爺爺眼睛下方躺著兩隻蠶寶寶（圖1）。原本李老先生對此不甚在意，但最近朋友有意介紹一位女士給老伴過世已久的李老先生認識，希望搓合兩位成為老來伴。李老先生對自己的身材及體力都很有信心，唯一困擾的是那透露出歲月痕跡的下眼袋，最後終於鼓起勇氣到醫院眼科以手術除去困惱已久的眼袋，並一併矯正眼皮下垂。手術後的眼睛變得炯炯有神，整個臉看起來也年輕許多（圖2）。最後果然一舉擄獲了那位女士的青睞，喜迎人生的第二春！

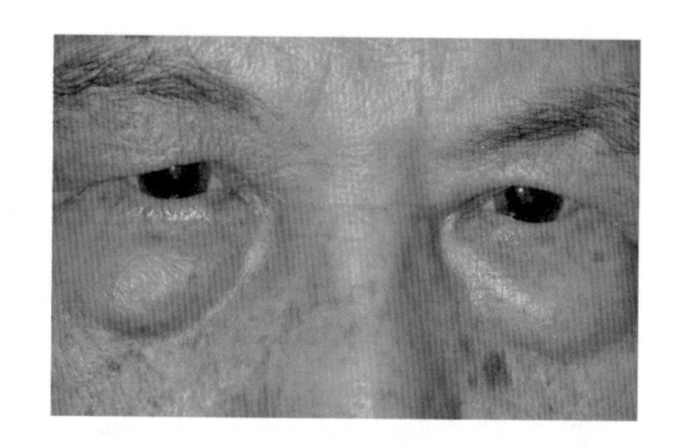

圖 1　矯正前

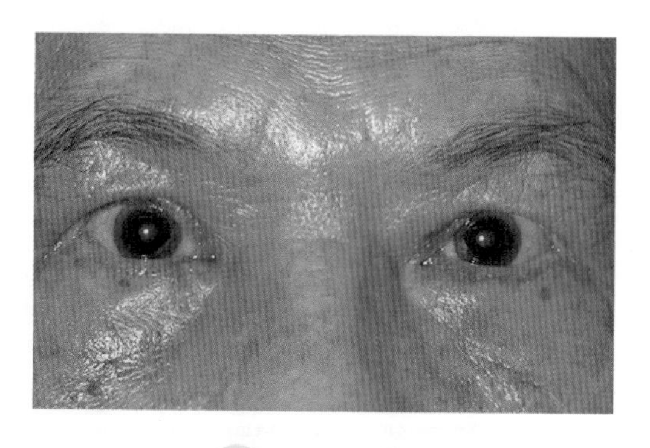

圖 2　矯正後

病例2

陳太太是銀行的資深理財專員，平時日夜都非常忙碌，熬夜趕報告或準備給客戶的理財訊息更是家常便飯，因此一直都很重視自己臉部的保養。有一天有個客戶對她說，你昨天沒睡好嗎？眼睛怎麼腫腫的。陳太太趕緊照鏡子一看，發現自己的雙眼不知何時跑出可怕的下眼袋（圖3），心想自己還不到40歲，怎麼就有眼袋了呢？嚇得連忙跑去求助眼科醫師！醫師檢查後研判，可能是陳太太長期用眼習慣不佳，沒有適當地讓眼睛休息，因此眼袋才提早出現。最後醫師以內開式手術抽除陳太太眼袋內的脂肪，讓她終於恢復成原來明亮有神的大眼睛（圖4）。

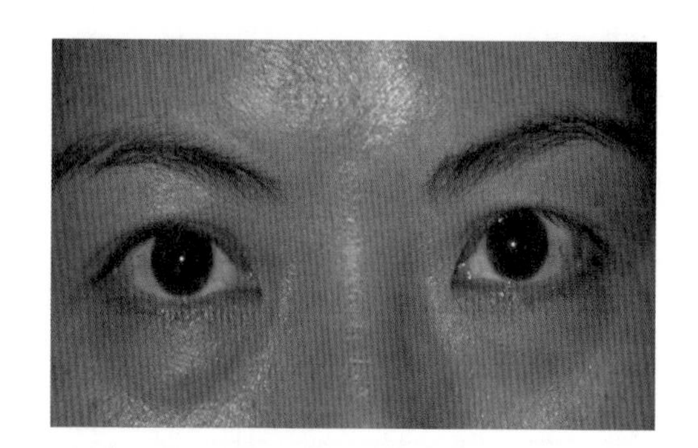

圖 3　矯正前

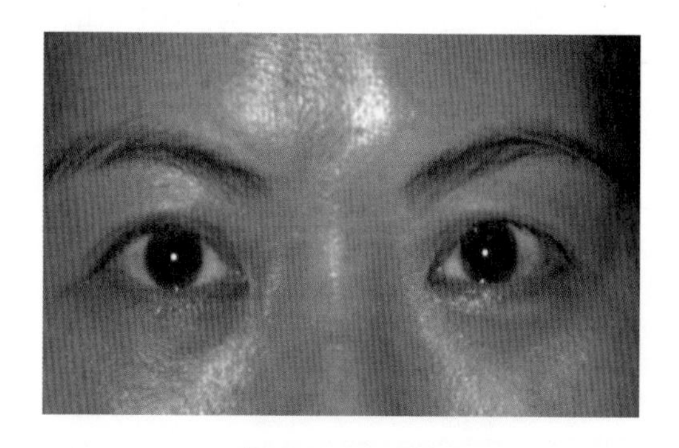

圖 4　矯正後

病例3

50歲的陳先生平日在住家附近的社區當保全，常常需要輪值大夜班，雙眼時常帶著黑眼圈，左眼甚至還出現了「眼袋」（圖5）。陳先生覺得自己有點年紀，因此對眼睛的變化也不怎麼在意。直到最近女兒即將出嫁，老婆建議拍張全家福作為女兒出嫁前的美好回憶。因此催著陳先生趕緊在拍照前將左眼的眼袋處理掉，以免破壞畫面。眼科醫師檢查陳先生的眼睛後，竟然在其左眼袋裡發現一個腫瘤，因此趕緊安排手術切除腫瘤，幸好最後病理切片顯示為良性的血管瘤。陳先生才放下忐忑的心情，高高興興地拍了張幸福的全家福。

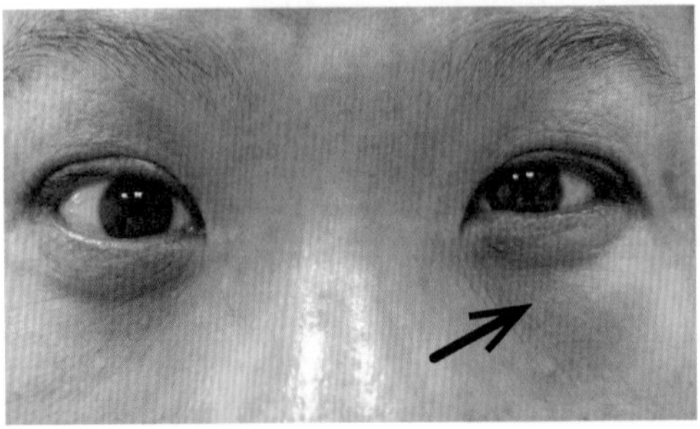

圖5 血管瘤引起的眼袋

病例 4

李先生經年累月在海峽兩岸奔波經商，平日難免應酬喝個幾杯高粱，某天酒後上洗手間，接到服務生遞上的熱毛巾，趕緊在鏡子前洗把臉醒醒酒，望著鏡子中的自己，怎麼自己的眼白旁怎麼腫腫的一塊（圖 6），怎麼擦也擦不掉，心想該不會是喝醉看錯了吧。隔天酒醒後，症狀仍沒有改善，甚至還覺得旁邊的視線受到遮蔽，因此趁著隔週回到臺灣休假時，趕緊到醫院眼科求診。經過眼科醫生檢查，原來是李先生眼白附近的組織老化鬆弛，以至於後面的脂肪跑到前面的眼白來了，外觀上好像眼白上掛著眼袋。最後經由手術切除眼白上突出的脂肪組織，李先生又恢復黑白分明的眼睛。

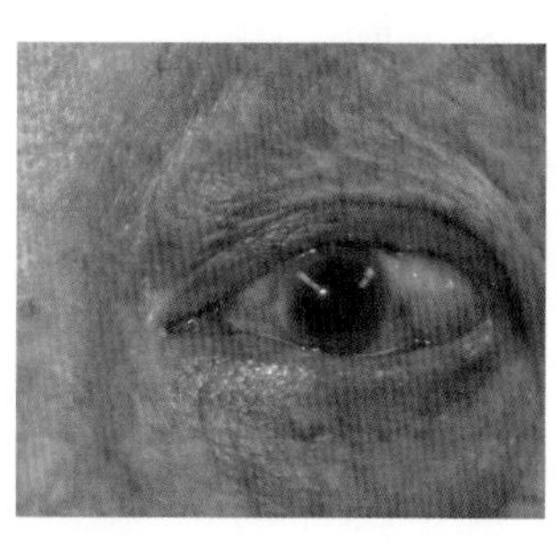

圖 6　眼白附近組織鬆弛

病例 5

王太太已經退休，老伴因為鼻咽癌剛過世，因此平日總是輪流到各地兒女家住個幾週，一方面幫忙帶孫子，一方面也享受含飴弄孫的樂趣。孝順的兒女們也都很注重保養媽媽的身體，定期幫母親安排最新式的全身健康檢查。某天母親節聚餐，兒女們發現王太太的上眼皮內側怎麼突出一塊（圖7），大家心想該不會像父親一樣長了什麼腫瘤吧！趕緊幫母親找眼科醫師檢查，檢查結果是上眼皮附近的組織鬆弛，導致後面的脂肪組織突出到前面。醫師建議如果影響到外觀或感到沉重導致眼瞼下垂，可以考慮手術切除，王太太及兒女們這才放下不安的心情！

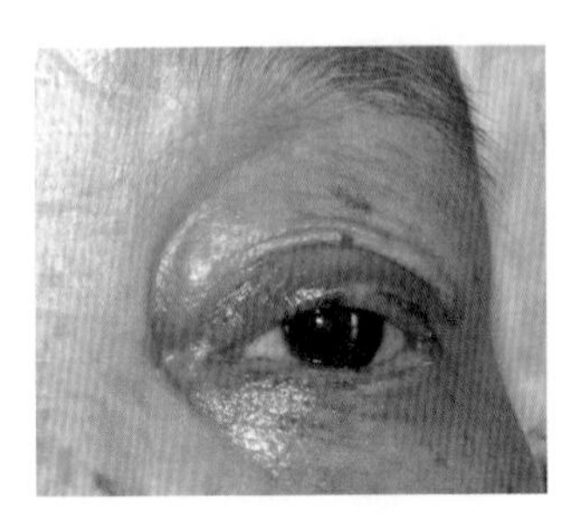

圖 7 上眼皮附近組織鬆弛導致脂肪突出的上眼袋

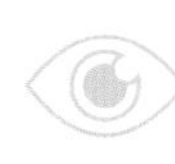

眼袋的成因

成因

眼袋可說是歲月痕跡，不僅容易發生在年紀大的人身上，年輕人如果常熬夜，或長時間注視電腦及智慧型手機等3C產品螢幕，或是肝、腎、或心血管功能不好的人，也容易產生眼袋。

眼球的周圍有脂肪組織及眼眶骨圍繞，具有緩衝及保護眼球的作用。當年輕時因為受到臉部眼瞼附近很緊實的結締組織所限制，所以脂肪組織乖乖地待在後面的眼窩之中保護眼球。

然而隨著歲月的增長，眼瞼皮膚肌肉和結締組織逐漸鬆弛（好比門禁變寬鬆了），加上不當的生活習慣使脂肪組織的體積增加（例如攝取太多鹽分、熬夜、藥物、過敏等原因引起水分滯留），造成眼窩裏的脂肪組織如脫韁的野馬般突顯出來，形成所謂的眼袋。有些人上頷骨發育不良，或是天生眼窩比較淺，眼袋就更容易出現。

眼袋與臥蠶的差別

很多人將眼袋和臥蠶混淆，其實臥蠶是眼輪匝肌肥大所形成的，眼輪匝肌是環繞著眼睛，負責閉眼的肌肉群，而眼袋則是過多的脂肪堆積而形成。臥蠶的位置緊鄰下睫毛邊緣，因為形狀像是一條橫躺的蠶寶寶，所以俗稱臥蠶（圖8）。臥蠶下方才是眼袋常發生的位置，外觀呈現一小區塊的浮腫鬆弛的現象，有時會伴隨眼周細紋（圖9）。

有些人的眼輪匝肌天生就特別肥厚，尤其在笑的時候臥蠶會更明顯鼓起，而眼袋則是向上看的時候會比較明顯。臥蠶一般被認為是年輕的象徵，最近有些韓國明星甚至還會要求整形醫師在局部施打玻尿酸填充或自體脂肪移植，讓臥蠶明顯些，以顯示其還年輕，並讓人有隨時微笑的感覺。

的確，適度的臥蠶可讓雙眼的魅力加分，看起來更親切可愛。但如果臥蠶明顯到讓人覺得很礙眼，則可以考慮注射適量的肉毒桿菌素讓臥蠶變得柔和點。臥蠶一般不需要用手術切除，以免以後年紀大了，因為閉眼的力量減弱而變成眼瞼外翻，那就得不償失了！

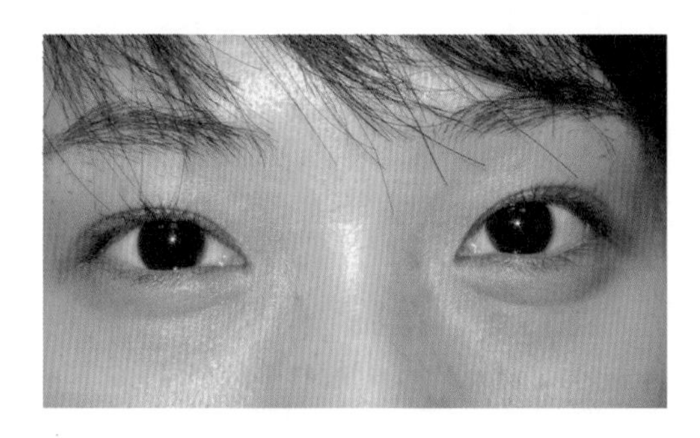

圖 8 臥蠶

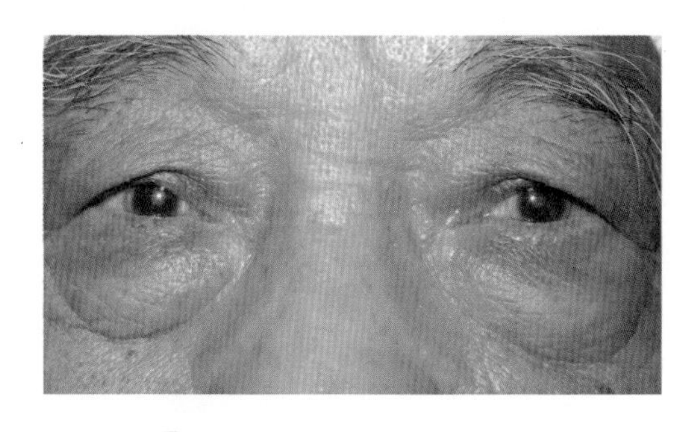

圖 9 眼袋伴隨眼周細紋

常見的眼袋種類

1. 單純型眼袋

單純的眼窩內脂肪堆積過多，或眼部附近的結締組織變薄弱鬆弛，而造成眼眶內脂肪突出形成眼袋。以下眼皮為常見，但也可能出現在上眼皮的內側或外側。

2. 淚溝型眼袋

在膨出的眼袋下方內側，有一條凹痕形成，稱為淚溝。這是因為重力的關係使得中臉頰的皮膚與肌肉鬆弛下垂，因此在下眼眶骨附近的皮膚肌肉變薄，而上方的眼袋垂下，使得此處凹陷更為明顯。

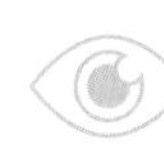

眼袋的治療

輕微的眼袋不一定要手術處理，減少水分滯留在眼部的脂肪組織，就可以改善眼袋。方法包括避免攝取太多鹽分、不要熬夜用眼過度、治療眼睛或鼻子的過敏、熱敷改善眼部血液循環等。嚴重的眼袋可以考慮手術處理，手術方式包括脂肪抽取、拉皮、淚溝填平、中臉頰拉提等。但都必須由專業醫師評估，考慮病患的眼球狀況、眼瞼及周圍皮膚鬆弛程度、上頷骨發育情況，來擬訂適合的手術方式。一般眼袋手術分為三種：

經眼內結膜眼袋脂肪切除術

適用於年紀輕、皮膚還不至於過度鬆弛，單純脂肪突出型的眼袋。因為沒有經由皮膚切開，因此看不到外在傷口及疤痕，手術時間較短，恢復時間較快。

經皮膚眼袋脂肪切除術

隨著年紀的增長，眼瞼的皮膚會逐漸鬆弛，若僅切除脂肪，留下的鬆垮贅皮並不美觀。可以考慮外開式皮膚眼袋脂肪切除術，也就是在移除眼眶內脂肪的同時，將鬆弛的皮膚切除，讓眼睛周圍的皮膚看起來更年輕緊實。

眼袋脂肪轉位或移植填平淚溝術

對於嚴重的淚溝型眼袋，若只將突出的脂肪移除，往往會導致眼下方的淚溝更加明顯，使人感覺更加的沒有精神。因此需要以手術將多餘的眼眶內脂肪轉位固定或移植到凹陷的淚溝，讓眼睛看起來更有活力。以玻尿酸注射淚溝則是非手術的另一選項，只是過一段時間必須重複注射，累積的花費可能比接受手術還要高。

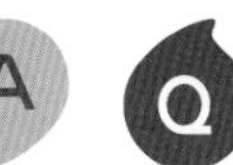

Q 眼袋手術會有併發症嗎？手術前後應該注意什麼？

A 眼袋手術最常見的併發症是術後的眼瞼外翻，可能的原因包括切除過多的下眼皮，或是傷口的疤痕組織造成往外的拉力太強。一般而言，上了年紀的患者因為下眼瞼比較鬆弛，容易發生手術後的眼瞼外翻。

眼瞼外翻症狀包括容易見風流淚，外翻的眼瞼或眼白容易發紅及有異物感等。輕微的術後眼瞼外翻，有時候經由熱敷或塗抹除疤藥膏一段時間後，可以自行改善。若症狀持續半年以上，就得找有經驗的眼整形醫師開刀矯正。

眼袋手術最嚴重的併發症就是術後出血，嚴重者會危害到視力，容易發生在有心腦血管疾病、服用抗凝血劑、糖尿病血糖控制不佳的患者身上。術後48小時應避免劇烈動作或用力咳嗽，冰敷可幫助消腫、止血和止痛。術後如果產生急遽的疼痛腫脹，應趕緊就醫，以免出血過多壓迫到眼球後的視神經，危害到視力。因此有心腦血管疾病、服用抗凝血劑、糖尿病病史的患者，術前應告知醫師，充分討論後，再決定是否適合開刀，及在開刀前調整原本之用藥。

眼皮浮腫與眼袋相同嗎？

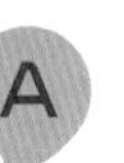

很多人以為下眼皮浮腫就一定是眼袋，其實不然。下眼皮浮腫的原因很多，包括：

1. 過敏性腫

食物或藥物過敏和季節性過敏，容易造成眼睛的浮腫及發癢。

2. 水　腫

腎臟病及心血管疾病患者，過多的水分容易堆積在體內尤其是眼瞼，形成眼皮浮腫。

3. 發炎性腫

例如甲狀腺眼病變容易產生眼窩脂肪增生、眼皮浮腫、突眼，以及眼瞼上縮等眼睛症狀（圖10）。

4. 眼窩腫瘤

有時候眼窩腫瘤會藏在眼袋裡，不易早期發現，如同病例3（46頁圖5）。自我檢測如下：當你按壓時，如果是腫瘤會有實心腫塊的觸感，若是眼袋則是較鬆軟可壓縮。當然如果有任何疑慮，應及早就醫，以免延誤治療時機。

Q 如何預防眼袋？

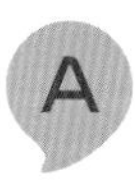

A

1. 避免長期熬夜，生活作息要規律，睡前不要突然喝太多水。

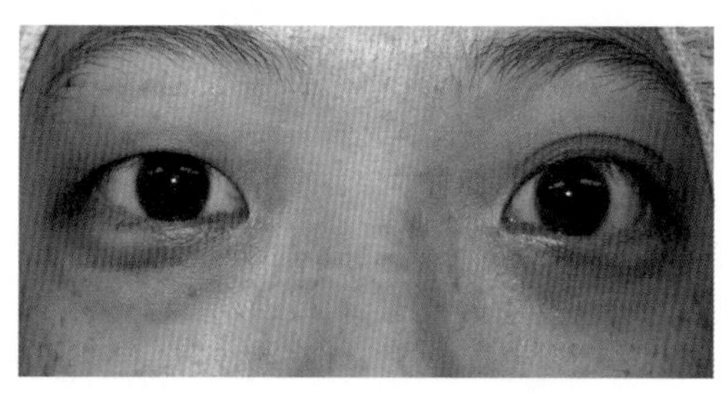

圖 10 眼瞼上縮合併眼皮浮腫的甲狀腺眼疾患者

2. 避免長時間的閱讀或一直緊盯著電腦螢幕或手機，會讓眼部肌肉長期處於收縮狀態，導致靜脈迴流不好，就容易黑眼圈及浮腫，日積月累下來，眼瞼皮膚肌肉和結締組織容易提早鬆弛，形成眼袋。因此用眼最好不要連續超過1個小時，一定要讓眼睛休息10分鐘以上。

3. 長時間閱讀或用眼過後，可以熱敷眼睛（閉眼）及輕微按摩眼睛周圍，可以促進局部的血液循環。熱敷後可以再冷敷，讓眼周肌膚收縮緊實，睡前洗澡時做熱敷效果更好。

第4章

林佩玉　醫師

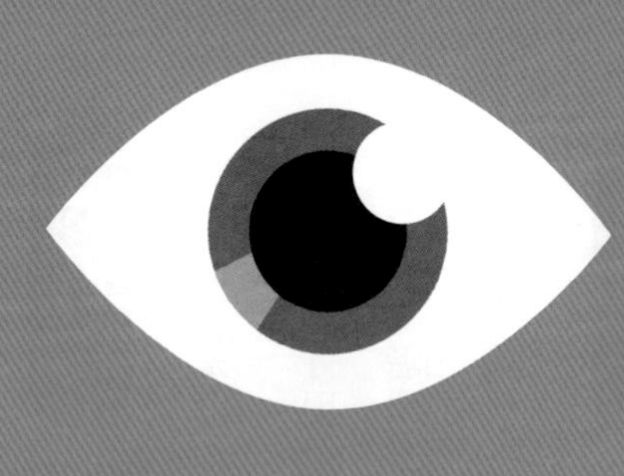

變化多端的千面女郎：乾眼症

第4章 變化多端的千面女郎：乾眼症

病例1

70歲的王伯伯：「醫生啊，我眼睛好容易疲勞，一直想閉起來，明明早上才睡飽起來，看報沒幾行，就覺得眼花好疲勞，就想把眼睛閉起來。」陪同來的王媽媽也說：「是啊！看他整天閉著眼，是不是眼睛有什麼問題？」

病例2

60歲的陳女士：「醫生你仔細檢查看看，我眼睛裡是不是有東西，好幾天了，扎扎刺刺的，之前醫師說有結石，幫我挑過，是不是又有結石？還是有倒睫毛？你仔細再看看。」

病例 3

63歲的周女士，坐下來就用面紙擦一下眼尾，「醫師，我怎麼一直流眼淚？眼睛老是濕濕的，別人還以為我感情豐富呢！」（圖1）

病例 4

50歲的張先生紅著雙眼坐下來，很困擾地說：「醫師你看看，我眼睛總是這樣紅紅的，點了一堆藥水都沒用，同事還以為我愛喝酒，和客戶談生意實在滿困擾的。」（圖2）

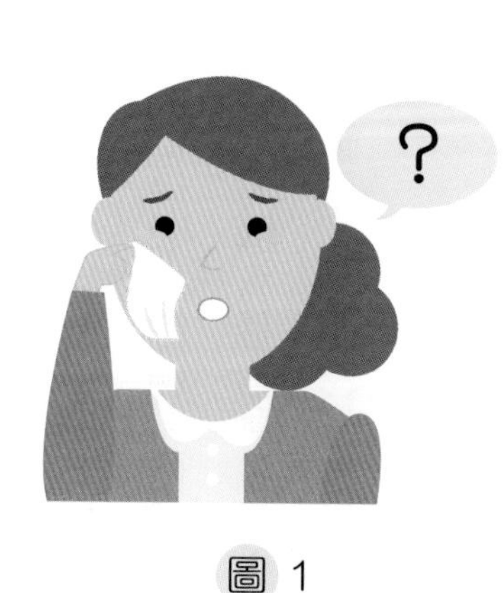

圖 1

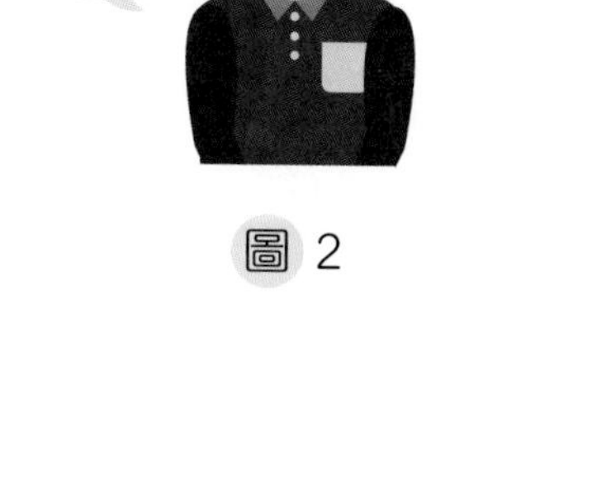

圖 2

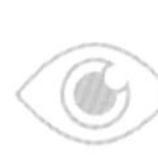

什麼是乾眼症？

您有類似的困擾嗎？他們都有乾眼症。

眼球的最表面是透明的角膜，就像照相機的鏡頭，也像汽車的前擋風玻璃。我們都知道鏡頭必須一塵不染，才能照出清楚的相片；擋風玻璃要有好的雨刷，加上清潔劑沖刷，才能讓駕駛有清楚的視線。

同樣地，角膜這個老天爺賦予我們最精巧的鏡頭，整天曝露在含有污染懸浮微粒的空氣中，還有眼表結膜的代謝廢物，以及伺機侵入的眼皮睫毛油脂，要如何保持角膜的清澈？一般人只會早晚洗洗臉，應該沒人會去擦拭角膜。確實擦拭角膜是不需要的，因為角膜有個自動清潔裝置——不斷分泌的淚水，加上如雨刷功能的眨眼動作（圖3）。如果水不夠，或是雨刷壞了，視線就會模糊。

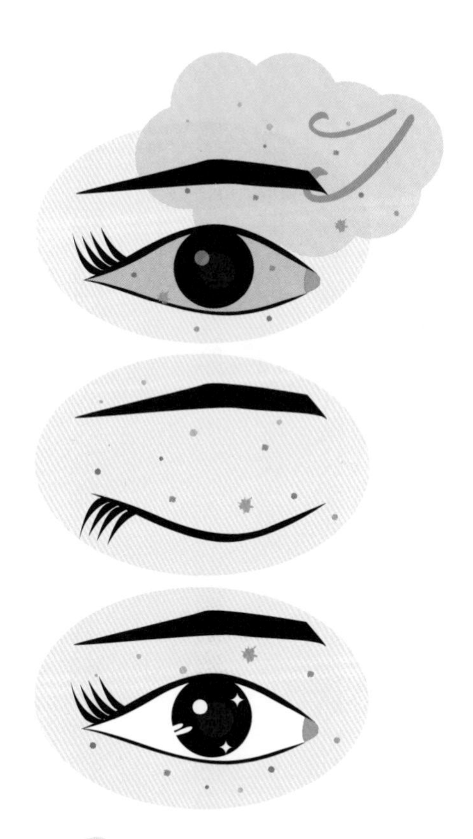

圖 3　眨眼的功能如雨刷

淚液的清潔作用

淚液不是只有水，不過主要成分確實是水。淚水大多是由眼部外上方的淚腺分泌，經由眨眼動作，以及淚水的表面張力作用，均勻分布到眼睛表面。最後再匯聚到眼頭，經由鼻淚管，將眼表的代謝廢物及污染物，排到鼻子再到口腔食道中。

這種清潔作用，很常在摩托車騎士的眼睛觀察到，因為道路空氣污染，騎車時風吹眼睛，如果沒有配戴適當的防護罩，空氣中的沙粒會不斷打在角膜上。所幸有淚液的沖洗及眼皮眨眼如雨刷的功能，會將異物沙粒沖刷到眼皮邊緣。這種靠眨眼清潔的作用，如果水不夠，就像用乾布擦拭有灰沙的桌面，除了無法清潔乾淨外，嚴重者會在角膜造成刮痕；或是因異物引起結膜角膜發炎。同時因為角膜神經密布非常敏感，也會造成眼睛刺痛不舒服。

角膜的表面構造

角膜表面是由像瓷磚一樣的表皮細胞覆蓋。這個表皮細胞的細胞膜還不是平滑的亮面瓷磚，而是如同防滑瓷磚一樣呈現凹凹凸凸的絨毛。絨毛上會覆蓋一層黏液蛋白質，以便淚水在黏液表面均勻地散開來，形成光滑的鏡面（67頁圖4A）。如果沒有這層黏液，淚水會像荷葉上的水珠一樣，無法形成水膜。

這層黏液質是由結膜上的細胞分泌，所以如果結膜不健康，例如病毒或細菌感染引發的急性結膜炎，在急性期過後，常會發生眼紅、異物感等如乾眼症般的不適。病人會抱怨結膜炎沒治好變成慢性，這種情況往往不是因為病菌還在，而是結膜發炎後淚液成分改變，無法維持正常的潤滑清潔功能。

玻璃窗上的水很快就會乾掉了，尤其是在乾燥風吹的環境；角膜上的淚水也是一樣，很容易蒸發。水乾到一定程度，眼表的感覺神經會發出訊號，刺激眨眼反射動作，並且分泌淚液，恢復正常的淚液厚度及鏡面。

正常1分鐘要眨眼約20次，如果眨眼次數不夠，或是環境乾燥，淚水蒸發的速度超過分泌的速度，淚水厚度變薄甚至出現乾點，角膜表皮細胞防滑瓷磚凹凸的表面曝露出來，破壞淚液形成的鏡面，看東西就會模糊（圖4B）。而且眼睛表面沒有淚水的潤滑，就會有異物感，嚴重時眨眼摩擦，瞬間會像針扎刀割一樣刺痛。

瞼板腺的作用

如果淚液只有水，會太容易蒸發，視力很不穩定，一下就模糊。所以老天爺很聰明地在淚液表面加上一層油脂，就像熱湯上有一層油，熱氣不易發散；淚水表面有一層油覆蓋，淚水也比較不會蒸發，可以保持視力穩定。這一層油脂是由開口在眼瞼邊緣、睫毛根部附近的瞼板腺所分泌，上、下眼皮各有約30個瞼板腺，會輪流分泌油脂。正常的油脂清

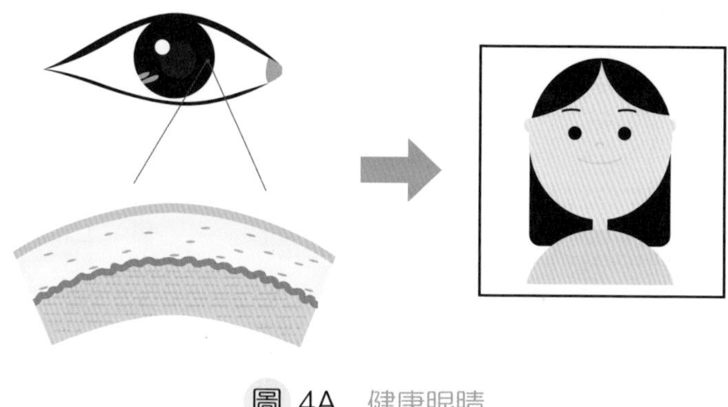

圖 4A 健康眼睛

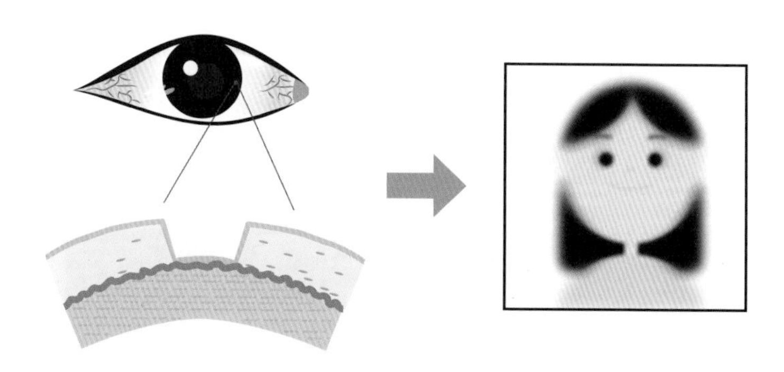

圖 4B 乾眼症

澈透明，必須靠著眨眼肌肉擠壓的動作，從瞼板腺開口分泌出來，如果沒有眨眼動作或是眨眼不完全、瞼板腺出口阻塞，或是油脂變質，成為不透明如膿或牙膏狀，就不容易分泌出來（圖5）。

油脂在瞼板腺內堆積，時間久了，就會造成腺體萎縮，油脂分泌不足，只要專注地看東西，眨眼次數減少，淚水一蒸發，視力就模糊了。通常是凝視時，例如看書、看電視，或是看電腦，每分鐘眨眼次數往往會降到10次以下，因為淚水蒸發，角膜表面油脂分布不均，就會像眼鏡或窗戶上有油污沒擦乾淨，霧霧濛濛的，越看越模糊。

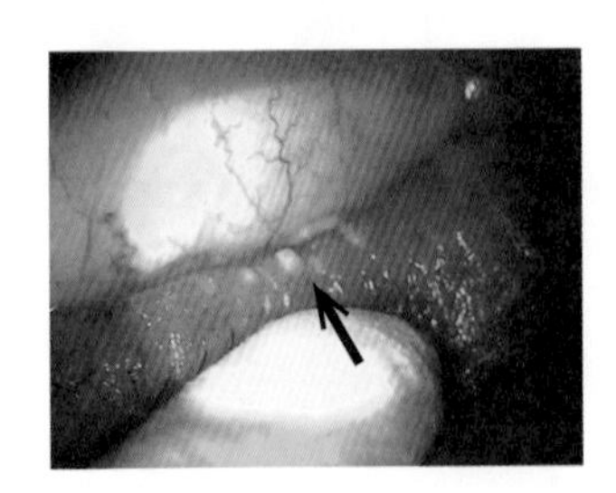
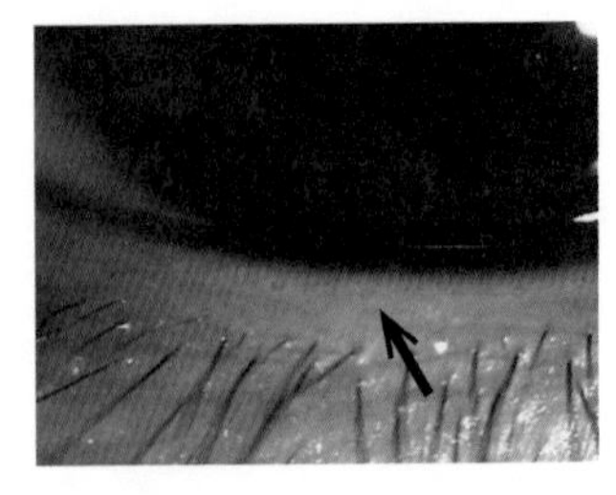

圖5 正常瞼板腺出口（右圖）、瞼板腺出口阻塞（左圖）

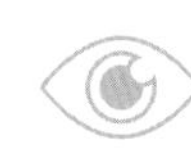

乾眼症的成因

成因

正常淚水分泌是無意識的基礎反射，當神經感受到眼表覆蓋的淚液厚度降低，就會發出訊號，將淚液水閥打開慢慢持續地分泌淚液，同時會有眨眼動作。

眨眼有三項重要功能：一是幫助眼皮瞼板腺內油脂分泌出來，二是閉眼後再次張眼時，可將聚集在下眼皮上緣的淚水及油脂帶上分布到角膜表面，三是閉眼時可以減少淚水蒸發。所以如果淚腺有病變導致淚水分泌減少、眼表神經靈敏度降低、眨眼及分泌淚液的反射頻率變差，或是眼皮有問題閉眼不完全，無法藉著眨眼將淚水從下眼皮上緣往上帶，均勻分布到眼球表面，就會發生乾眼問題。

加重乾眼症狀的情況

以下情況容易加重乾眼的症狀：睡眠不足、戴隱形眼鏡、長時間凝視（如看電視、電腦、手機、書報等）、空氣乾燥、寒冷及污染、吹風、煙薰、急性結膜炎後、慢性眼瞼結膜炎、過敏性結膜炎、眼部手術或角膜屈光鐳射手術後、眼睛及臉部化妝保養品入眼污染淚液（圖6）、眼瞼疾病或術後眼瞼閉合不全等，某些口服藥及眼藥水也會影響淚液分泌，建議使用前詢問醫師或藥師。

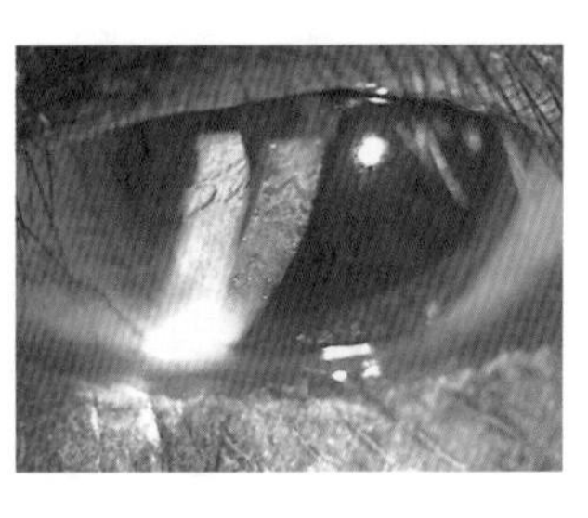

圖6 化妝品入眼汙染淚液

大量流淚後的乾澀

我們會聽到「別把眼睛哭壞了！」眼睛會哭壞嗎？大部分的人都有哭的經驗，大哭一場後眼睛往往會紅腫乾澀甚至視線模糊，持續數小時甚至數天，還好這種現象多半是暫時的。

當眼睛受到刺激，例如異物、受傷、化學物質、吃辣椒、燒香煙薰等等，傷心感動流淚也是，這些情形會迅速分泌大量淚液，同時伴隨眼紅，血管擴張充血。雖然淚水增加暫時無乾眼症狀，但是這種刺激會導致發炎物質及發炎細胞聚集淚腺，影響後續淚液分泌，就像水庫排空又淤積，之後淚液分泌會減少，導致過度傷心流淚後眼睛的不適與視線的模糊。

乾眼症與結膜發炎的關係

有乾眼相關症狀的人去看眼科，有時會被告知有慢性結膜炎，有時會被告知眼睛過敏，有時則是乾眼症。病人常會疑惑到底是乾眼症還是結膜炎？其實眼睛乾和結膜眼瞼發炎常是一體兩面，互為因果。

眼睛表面尤其是角膜表皮細胞要呼吸，氧氣來源和我們呼吸的來源一樣是空氣裡的氧氣，只是空氣中的氧氣必須先溶在淚液中才能供應細胞使用。如果淚液不足，眼表細胞就會缺氧不健康而發炎，產生更多黏稠代謝廢物，所以眼屎分泌物會變多，同時結膜充血，希望經由血液帶來氧氣。

這時如果因為眼紅不好看而點含有血管收縮劑的眼藥水，會阻斷自體保護機制，藥效過後眼睛會更紅（圖7）。當眼表發炎，不論是過敏、病毒感染、藥物刺激、病變等等，都會干擾正常的淚液分泌，造成之後的乾眼問題，而且一次次發炎後，分泌淚液細胞受到破壞，無法再復原，使乾

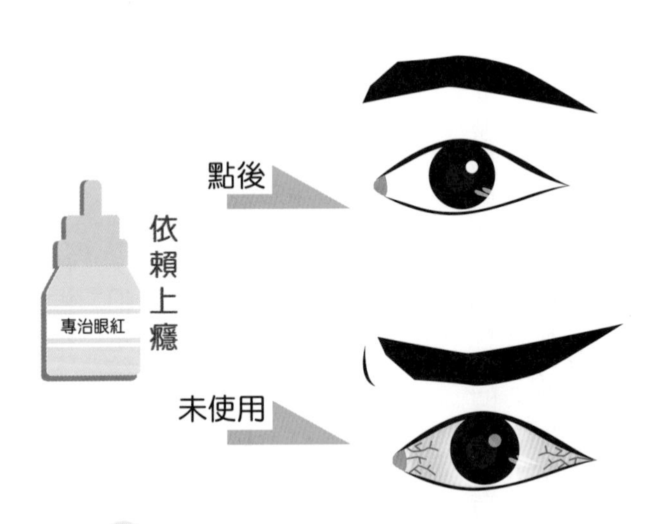

圖7 眼藥水成癮未使用時眼睛更紅

眼的情況常常愈來愈嚴重。所以，乾眼症治療需要同時增加淚水潤滑並且控制發炎。

自體免疫發炎等全身疾病引起的乾眼症

一般因老化、慢性結膜炎，或長時間用眼所引起的乾眼症，嚴重時雖可造成角膜缺氧、點狀上皮破損或視力模糊，但只要有充分的閉眼休息，並補充人工淚液，大多會自行癒合，不致造成永久性視力喪失。

但是如果乾眼症是自體免疫或全身發炎性疾病造成，部分病患會合併角膜發炎潰瘍，甚至在很短的時間就發生角膜溶解穿孔。縱使癒合仍會在角膜留下白斑疤痕，嚴重威脅視力。這類疾病包括乾燥症、類風濕關節炎、紅斑性狼瘡、骨髓移植後排斥宿主細胞、酒醣鼻等。當懷疑罹患這類疾病時，可做血清抗體等檢查；若確定診斷，就要提高警覺，當眼睛不適、有發炎症狀時，應立即就醫。

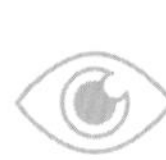

乾眼症的治療

年輕人的乾眼症

年輕人分泌淚液功能較好，乾眼問題的原因大多是戴隱形眼鏡、過敏性結膜炎、長時間使用電腦、騎摩托車等。所以減少隱形眼鏡配戴時間；避免接觸過敏原；使用電腦時要記得多眨眼，並適時閉眼休息；騎摩托車帶護罩護鏡等，症狀多可獲得改善。

年長者的乾眼症

1.多運動

年長者因賀爾蒙等因素，分泌淚液功能退化，包括水及油脂都降低，淚水不足又蒸發快，同時眨眼反射次數降低，下眼皮鬆弛閉眼不完全，所以受乾眼症困擾比例非常高，也比較嚴重。尤其當年長者有睡眠問題，睡不好淚液分泌會更差；如果依賴安眠藥，部分的安眠藥有降低淚液分泌的副作用。最好是在白天多運動，既能改善睡眠品質，乾眼症也會獲得改善。

2. 多眨眼、多閉眼休息

年長者長時間看電視、閱讀或使用電腦，特別容易加重乾眼症狀，最常有的反應就是放棄這些活動。想一想，如果不做這些活動眼睛就沒問題，表示是做這些活動時某些因素加重眼乾的症狀。已有研究證實，因為眼睛凝視時眨眼次數減少，淚水加速蒸發，所以造成不適。

只要提醒自己閱讀時別忘了多眨眼，而且要刻意輕輕將眼睛完全閉起來，做到有效的眨眼。同時，縮短持續用眼時間，中間適時閉眼休息1、2分鐘，站起來走一走活動活動筋骨，還是可以快樂地閱讀或是使用電腦。

3. 保持眼部清潔

當年長者有乾眼問題後，靠淚液清潔眼表功能受阻，外來刺激物或代謝廢物不易排除，容易堆積在眼皮邊緣或漂浮在淚液表面（圖8），使眼睛更易發炎，惡性循環而加重乾眼問題。

常見漂浮在淚液表面的外來物包括臉部保養品、粉撲、眼影等，使用時應注意勿太接近眼睛黏膜，並且要注意眼瞼邊緣睫毛根部的清潔。

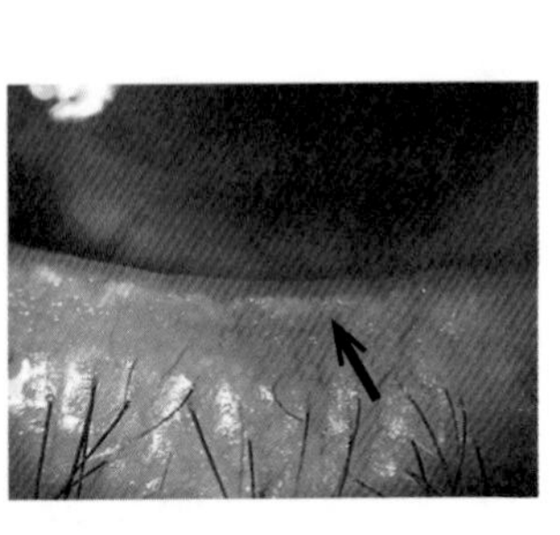

圖8 代謝廢物、分泌物堆積眼皮邊緣

4. 避免強風直吹眼部

此外，對著眼睛吹風，如戶外活動、電扇、冷暖氣出口等，都會增加淚水蒸發，可戴護鏡保護眼睛，並且避免出風口對眼部直吹。

乾眼症的舒緩

乾眼症可以被控制緩解，但如果分泌淚液的腺體細胞已被破壞，功能即不會恢復正常，所以乾眼症難治癒，眼睛乾澀時還是需要閉眼休息或補充人工淚液。

乾眼症顧名思義是水分分泌不夠，所以最簡單的就是補充水分。有人覺得眼睛乾就用自來水沖洗眼睛，或是點生理食鹽水。但淚液的成分非常複雜，含有數百種蛋白保護眼睛的健康，用自來水沖洗眼睛黏膜，可能破壞正常淚液中及眼表黏膜蛋白，雖然暫時舒服，可是長期來說並不好；至於點生理食鹽水，因為很快就會經由鼻淚管排掉或是蒸發，所以效果也有限。

1. 人工淚液

一般乾眼症要舒緩眼乾，最直接的方法還是使用人工淚液。人工淚液和生理食鹽水的不同之處，在於添加了保濕及類黏液質的成分，希望能延長藥效時間，並且幫助修復眼乾時受破壞的眼表黏膜。除了這兩種成分，近年又有添加油脂成分的人工淚液，希望能盡量模擬真實的淚液，減少淚水蒸發。

2. 減少淚水排出

不過再如何研發，目前人工淚液還是無法做到像自己淚液一樣的成分。所以治療乾眼症的另一個方法，是減少已經不夠的淚水被排出到鼻淚管。方法是將淚水進入淚管的入口塞起來，可用暫時性的淚管塞（圖9），或是永久性的電燒封閉入口。

這個方法的缺點在於：當淚水多的時候會溢淚，使用淚管塞可將塞子取出即可，若是淚管入口已被電燒破壞，要恢復就要靠手術了。另一個問題是淚液的清潔作用會受阻，淚液裏的發炎物質也不易排除，如果使用一般含防腐劑的眼藥水，因為在眼內停留時間比較久，發生傷害副作用的機率會增加。

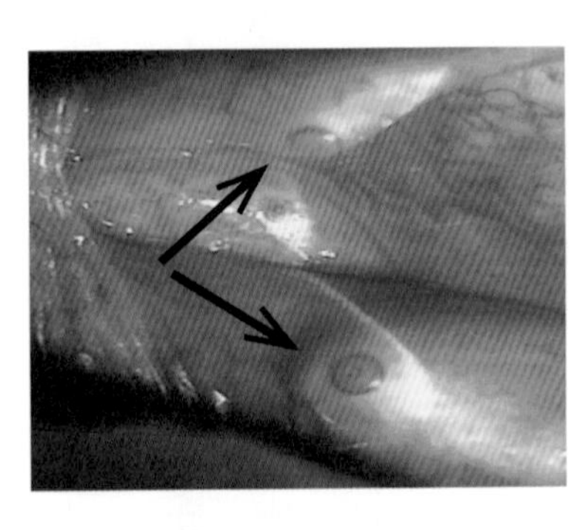

圖9 淚管塞

嚴重乾眼症併發眼表發炎

當眼睛太過乾澀，會引起眼睛結膜發炎，灼熱辣刺，眼白充血，黏稠分泌物增加。這時候因為眼睛發炎敏感度增加，有時點人工淚液反而會覺得很刺激，以為是藥水有問題。為了避免發炎造成更多傷害，可加上較溫和的類固醇，或是其他消炎眼藥水。這些藥物有一定的適應症及副作用，而且有發炎症狀時必須先排除其他原因造成的發炎，所以要先看眼科醫師，檢查後才能依醫師處方用藥，千萬不要未經檢查便自行購買消炎類固醇等藥水使用。

Q&A

Q 總覺得眼睛裡有東西，擦也擦不乾淨，可以用自來水洗眼睛嗎？

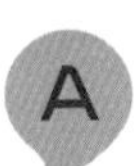

眼睛乾，淚液黏稠，會覺得有一層霧霧濛濛的東西遮住或是飄過，以為是眼屎分泌物，想要用手擦乾淨，卻總擦不掉。因為實際上並沒有分泌物，而是角膜上有乾點。乾點就是沒水時淚液表層油脂直接貼在細胞表面的黏液質上，感覺就像眼鏡或車窗上有油擦不乾淨一樣。這時如果一直擦，會刺激傷害角膜結膜上皮細胞，反而不好；可以閉眼休息，或是多眨眨眼，等淚水重新覆蓋上去，乾點消失，通常症狀就會改善。

一般自來水如果先儲存到水塔，就有可能被阿米巴等病原蟲污染。眼睛健康時不會侵入眼睛，但如果角膜上皮有缺損受傷，阿米巴蟲就可能侵入角膜引起發炎潰瘍。所以洗臉最好閉眼，不要用自來水沖洗眼睛裡面。

那麼用洗眼液或是生理食鹽水沖眼睛裡面好嗎？如果眼睛的不適是因為眼乾，以學理來說就不需要沖洗眼睛，沖洗眼睛裡面，很難不影響正常淚液的蛋白成分。

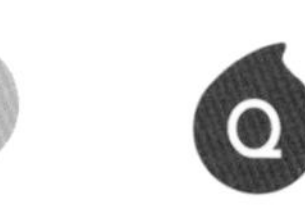

眼睛好乾，點人工淚液雖然稍微溼潤一點，可是一下又乾了，一直點會不會對眼睛不好？

人工淚液依黏稠度，可分為水性、凝膠及藥膏。越黏稠，潤滑保溼效果越好且較持久，但是點後視力會模糊。所以通常白天點藥水，睡前點藥膏。對於整天用眼後，下午黃昏或晚上比較乾澀的人，適合點藥水；另一類主要是在半夜、清晨或剛醒時較刺痛，眼皮黏住張不開的人，適合睡前點藥膏。凝膠則介在中間，點藥膏覺得太黏不舒服，可於睡前點凝膠；白天點藥水覺得無法持久也可試用凝膠。凝膠剛點時可能會稍模糊，但部分含特殊成分，只要眨眼幾次後就會水化，不會影響視力。

人工淚液只要不是對裡面的成分過敏，通常很少副作用，但也不是完全無害。如果是整瓶的人工淚液，因為怕被細菌污染，會加防腐劑，但防腐劑點多了就可能傷害眼表細胞。一般來說，瓶裝的人工淚液皆含防腐劑，一天最好不要點超過4次；如果超過，最好使用小支包裝、不含防腐劑的人工淚液，因為不含防腐劑，所以不要隔夜使用這種人工淚液眼藥水（圖10），就沒有什麼副作用了。

目前藥廠還有研發出較不傷眼睛的防腐劑，對於眼表細胞較不健康的人來說安全性提高，但還是不如完全不含防腐劑的眼藥水。

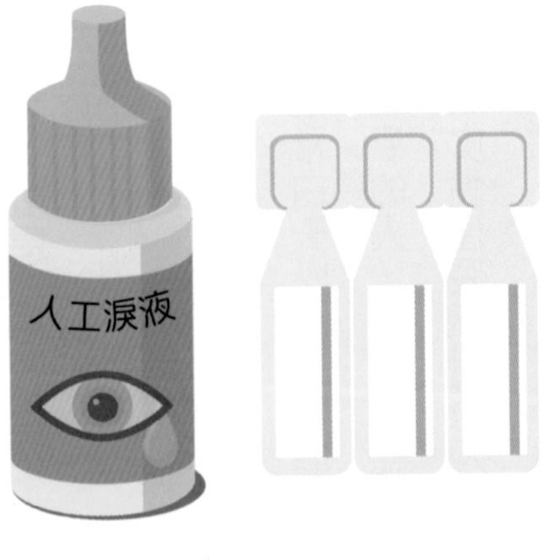

圖 10 瓶裝與小支包裝的人工淚液

我眼睛明明就是濕濕的，為什麼醫師說我是乾眼症？

乾眼症的病人常常會抱怨眼睛濕濕的，主要是有兩種情況：一是因為眼睛乾，不舒服後代償性分泌較多淚液，如果鼻淚管不暢通，太多的淚水無法立即排出，眼睛就會濕濕的。另外一個情形，也是大多數稍有年紀的人所常見的，因外側眼皮下垂，上下眼皮碰在一起，淚水及分泌物會聚集在眼尾皮膚中，不易清潔保持乾燥。再加上淚液油脂分泌不足，因為淚液油脂有防水牆的功能，可防止淚水溢出到皮膚，如果不足就容易溢淚。改善的方法是：一方面清潔眼部時要將眼尾分泌物清潔乾淨，一方面要保持眼尾乾燥，如果眼皮下垂嚴重，就只好透過手術矯正了。

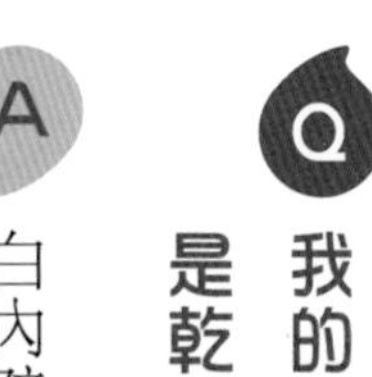

我的視線常常會模糊，一個醫師說我有白內障，另一位醫師說我是乾眼症，我到底要不要開刀治療白內障呢？

白內障和乾眼症都好發在年長者身上，常常合併存在，而且都會引起視力模糊的症狀。如果視力模糊的主要原因是白內障，開刀後視力會改善；但如果是由乾眼症所造成，開完刀因為手術及用藥的刺激，症狀可能反而更嚴重。所以可以先試著自我測試：如果視力模糊在閉眼休息後會改善，就可能是合併乾眼症。

Q 一看書眼睛就模糊，所以現在書報都不看了。到底看書報會不會傷害眼睛？

A 看書傷眼是20歲之前，容易造成近視度數增加；如果是40歲以上，只會眼睛疲勞，如果再加上老花眼或乾眼症的問題，模糊的症狀會更明顯。還好大多是暫時的，只要適度地閉眼休息，模糊的症狀就會改善，不致引起永久性傷害。看書時應配戴適合的老花眼鏡，記得要多眨眼，每分鐘10次以上，必要時點人工淚液眼藥水幫助保濕，還是可以享受閱讀的樂趣。

Q **眼睛好癢怎麼辦？**

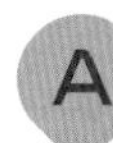

眼睛很癢通常是過敏性結膜炎的症狀，但是因為眼睛神經密布，非常敏感，眼睛乾澀、分泌物黏稠或輕微發炎也可能以癢來表現。

如果是過敏性結膜炎，大多合併鼻子過敏、異位性皮膚炎、季節性發作或對塵蟎黴菌花粉過敏等等，可從發作病史幫助判斷。過敏發作引起的癢，可點抗組織胺眼藥水，嚴重時依醫師處方加上溫和的類固醇眼藥水。

如果沒有過敏病史，而是因眼乾引起，大多忍一忍、閉眼、多眨眼，或點人工淚液即會改善。最好不要揉眼睛，揉眼睛雖然痛快，但是常常越揉越癢，越揉發炎得越厲害，甚至可能造成角膜的傷害。

Q **眼睛不舒服要熱敷還是冰敷？**

A

熱敷眼皮可以促進眼皮血液循環，改善淚液分泌。尤其是油脂分泌有問題，瞼板腺阻塞，油脂黏稠固態，熱敷可幫助油脂排出，舒緩乾眼症狀。有需要的人可以在早晚洗臉時，用溫熱毛巾閉眼熱敷約5至10分鐘。熱敷後順便以濕毛巾清潔眼皮邊緣睫毛根部，也就是瞼板腺出口的位置，避免阻塞。

至於冰敷，則是在眼皮急性發炎或結膜過敏發作時，用來減少眼睛癢、痛及發炎水腫的症狀，有時在眼部手術後也可依醫師指示冰敷，以減少術後疼痛。

不論熱敷或冰敷，都可用敷袋等其他用具輔助，但是要注意器具的清潔，尤其不要使用茶包、植物或蛋清等可能被黴菌、微生物等污染的東西。如果角膜有受損，這些污染會引起很嚴重而且很難醫治的角膜潰瘍。

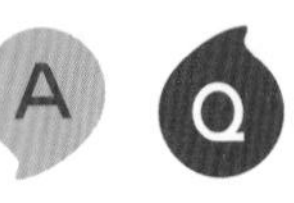

Q 眼睛平常需要點什麼藥水保養？

A 眼藥水添加的維他命因為眼睛能吸收的量太低，因此無法透過點眼藥水來補充對眼睛健康重要的營養素，主要還是要透過食物來攝取。而且市面上的眼藥水中，除了小支包裝的眼藥水不含防腐劑外，瓶裝的眼藥水幾乎都有添加防腐劑，點眼藥水沒補充到營養，反而補充了防腐劑。所以不要藉著點眼藥水來保養，應該是要有特殊治療目的才使用。

Q 乾眼症該吃什麼保養？

A 很多人都知道維他命 A、葉黃素對眼睛健康很重要，所以會買魚肝油、葉黃素等藥丸來補充。其實一般常用的食材，如肉、蛋、奶，及有顏色的蔬菜水果等，大多富含這些營養素，除非有特殊情況或偏食，才需要以藥物補充。目前醫學研究和乾眼症最有關的營養素是 ω-3 脂肪酸，因為人體無法合成，所以必須從食物中攝取，魚肉、亞麻仁油、核桃以及某些海藻等食物中皆富含 ω-3 脂肪酸。

第5章

林佩玉 醫師

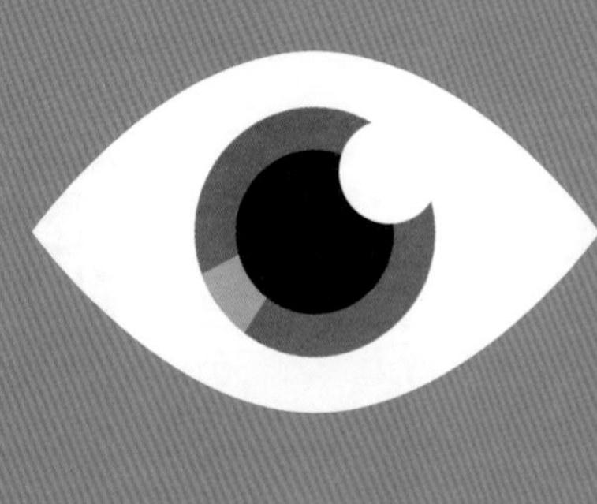

眼鏡度數不對嗎：老花眼

病例
什麼是老花眼？
老花眼的治療
Q&A

第5章 眼鏡度數不對嗎：老花眼

病例

張先生年過40，整天工作離不開電腦，下了班還要和朋友同事line來line去。最近開會總覺得講者播放的投影片報表小字看不清，心想眼鏡好久沒換了，是不是度數不對？下週有個重要會議，還是快去眼鏡行驗光看看。一驗發現果然度數差了50度，調整一下就看得很清楚。

換了新眼鏡本以為沒問題了，開會時怎麼還是看不清？下班又到眼鏡行再驗一次。過兩天拿到新眼鏡，在眼鏡行確認看得清楚，回到辦公室又覺得有時會模糊，只好再換一家眼鏡行驗光。發現眼睛散光度數和眼鏡差了50度，心想原本的眼鏡行真是技術不到位，忍痛再換一副新眼鏡，結果情形還是一樣。這下有點擔心了，該不會是眼睛出問題了吧！

張先生於是抽空到眼科掛號，做了好些檢查，醫師最後笑笑說檢查結果一切正常，視力模糊主因是老花眼。張先生不禁納悶：老花眼是看近看不清，我還可以，而且是看遠好像影像有鬼影般聚焦不清晰，這樣是老花嗎？

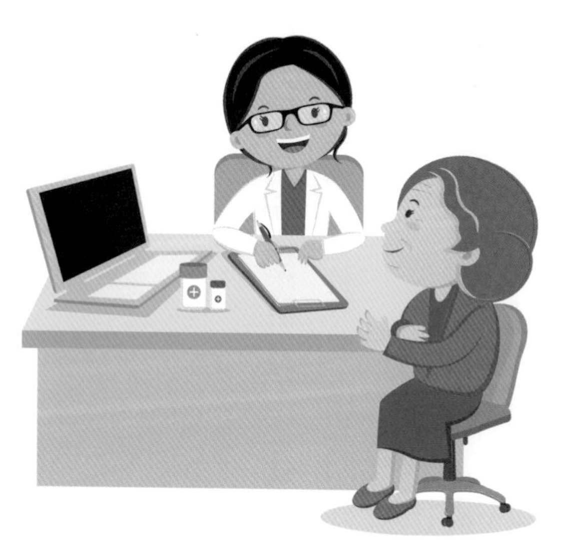

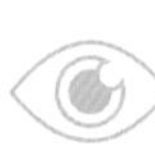

什麼是老花眼？

老花眼的成因

老花是眼睛看遠看近調節聚焦的能力變差，就像年齡大了，先是走路的速度變慢，接著能走的距離漸漸縮短，若要勉強長時間走路就很容易疲勞疼痛。

眼睛的結構像照相機，而且是具有自動對焦功能的傻瓜相機，視網膜則像底片，自動對焦要靠睫狀肌和水晶體。坐在公園裡，抬起頭看見樹梢上的松鼠，是因為松鼠的影像聚焦在視網膜上；低下頭看手中的小說，文字會先聚焦到視網膜後方而模糊不清，必須迅速增加眼睛的屈光度，才能將影像往前拉到視網膜上。這種為了看清楚近物而啓動的自動對焦功能，稱為眼睛的調適功能。是靠睫狀肌收縮，將水晶體向前位移，並且變形成為肚子胖胖的凸透鏡，就能夠增加眼睛的屈光度而看清楚書上的字。

看近物時，伴隨睫狀肌收縮，同時還有眼球視角向內匯聚。也就是外觀上看起來像鬥雞眼，並且瞳孔縮小，減少外圍視野影像的干擾，增加中心視野影像的清晰度（圖1）。若長時間看近物，這些肌肉持續收縮沒有放鬆，即容易產生眼睛疲乏脹痛、眼窩痛或頭痛等症狀。

年紀越輕調適功能越強，40歲以前調適對焦速度非常快，看遠、看近不會察覺到時間差；40歲以後速度漸漸減慢，盯著電

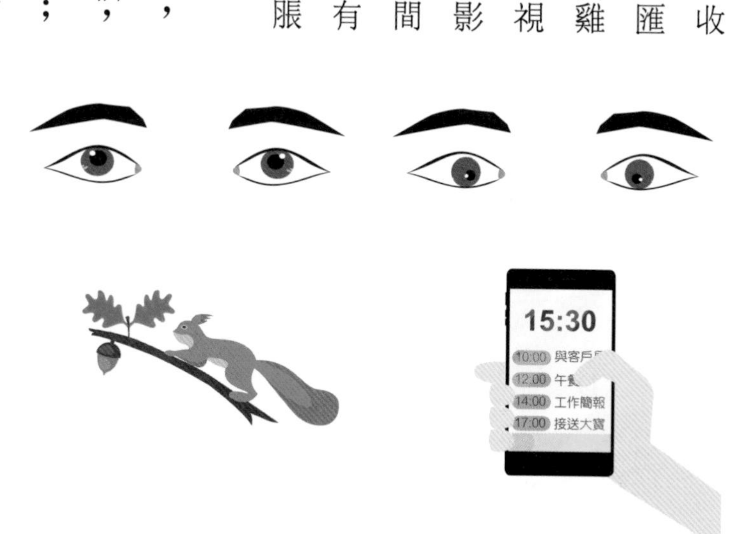

圖 1 看近物時瞳孔縮小

腦或手機時間久了，突然抬起頭看遠處，會短暫地像近視眼鏡度數不夠一樣模糊不清，再用力看一下就清楚了，這是老花最早出現的症狀。

老花眼的度數

需不需要配老花眼鏡？要配多少度？

老花眼鏡怎麼配要考慮兩個因素：一是年齡，二是看什麼。年齡越大，看的東西越小越近，度數就要越高。成功配戴的因素也有兩個：一是要服老，二是不要太計較，再好的老花鏡也無法和年輕時的視力相比。

看近物時需要增加的屈光度，決定於物體到眼睛間的距離。屈光度的單位是Diopter，以縮寫D表示，距離越近，需要增加的屈光度越多（圖2），1公尺需要1D，50公分2D，30公分3D。

小嬰兒手短腳短身體柔軟，水晶體也很容易變形，所以調適功能非常強超過10D，東西拿在眼前10公分，可以輕易看清楚。隨著年齡漸增，手長腳長骨頭變硬，水晶體也逐漸硬化變形力降低，一般來說超過

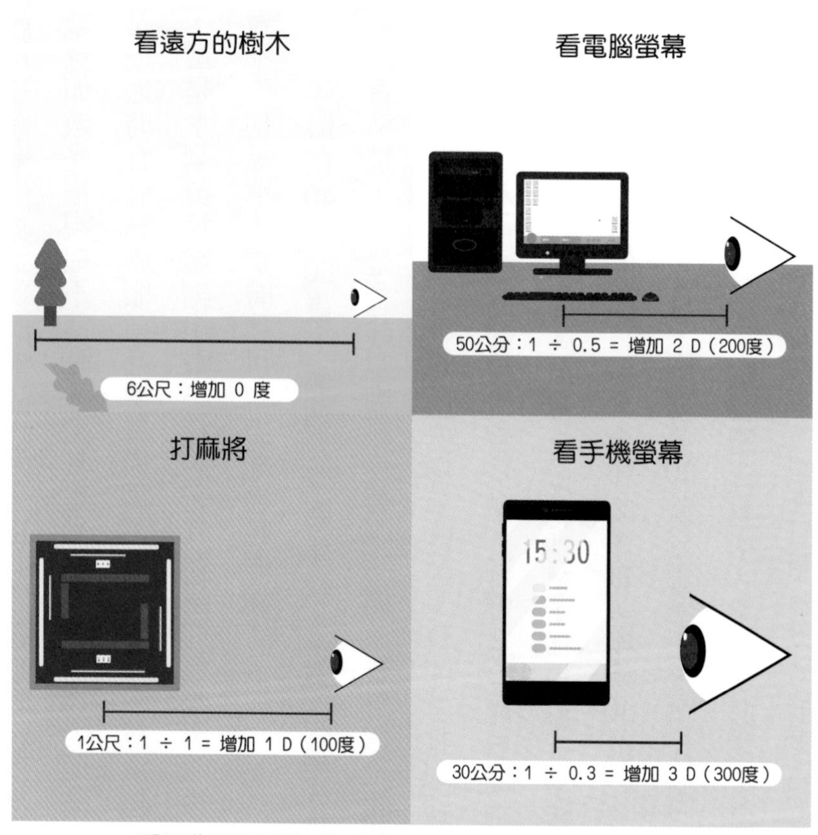

看近物需要增加的屈光度等於距離（公尺）的倒數

圖 2　屈光度

40歲就可能漸漸出現不符所需的症狀。長時間看近物容易疲勞，看遠處有時感覺如散光複視般不清晰，尤其是光線不夠明亮的環境更為困擾；然後是吃飯時食物送到眼前嘴邊就模糊了，看書報手越拿越遠，當手不夠長，或是拿到最遠字縮小看不清，尤其在講究氣氛照明柔和的餐廳點菜時看不清楚菜單，這時就可考慮配老花眼鏡了。

一般年齡在40、50歲，調適力降到4D，雖然超過3D理論上30公分可以看清楚，但是會非常容易疲勞眼睛痛。要舒適地閱讀，只能使用一半的調適力，也就是2D，所以這時配1D的老花眼鏡即可。戴眼鏡時距離眼睛1公尺的物體可以看清楚，其餘2D靠自己的調適力，這樣1公尺到眼前30公分的距離都可以看清楚；使用桌上型電腦，距離螢幕50～60公分也都沒問題。如果直接配3D，眼前30公分可以看清楚，加上自己的2D總共5D，倒數是20公分，戴上眼鏡只能看清眼前20～30公分距離的東西，電腦手機要湊到鼻前，當然是非常不舒服的。

可是到了70歲，調適力很差，如果只剩1D，那麼能輕鬆使用的只有0.5D，為了在30公分看清書報，必須配3D老花眼鏡，那麼眼前20公分以內，或是40公分以上的物體都會模糊，戴著眼鏡若是要使用桌上型電腦，必需頭靠前，視角會加大，就像坐在最前排看大螢幕電影，當然也會很不舒服。

所以配老花眼鏡時要告訴驗光師自己的需求，如日常生活看近物的活動種類、時間長短及字體大小等。自己也要瞭解老花眼鏡的限制，不是一副眼鏡就能返老還童，任何距離都能立刻變得清楚。剛看模糊要調整至適當的距離，疲勞了就要休息，可閉眼或看遠處來讓各個調適肌肉放鬆。不要模糊了還勉強盯著看，通常只會越看越模糊。

取眼鏡時應該問明眼鏡度數，最好請驗光師告知自己配戴這副眼鏡時的明視距離範圍。當需要長時間閱讀時，可調整姿勢將物體放在明視距離範圍內，這樣就可以較輕鬆地閱讀。當視線要離開近物，則應先摘下眼鏡，不然戴著老花眼鏡看遠處，就像是戴著度數不正確的眼鏡一樣，容易頭暈、不舒服。

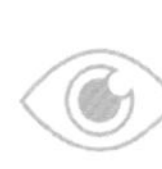

老花眼的治療

當老花眼已經影響日常生活，要解決看遠看近的問題，有幾種選擇：

配戴老花眼鏡

當剛開始老花，對於原本就需要戴近視眼鏡，而且雙眼度數差不多的人來說，要維持最好的遠中近視力品質，是選擇漸進多焦眼鏡。可是有相當多的人沒辦法接受這種鏡片，主要是抱怨戴起來不舒服，或是覺得看不清楚。

要成功配戴，最好先瞭解這種鏡片的結構（圖3）：

透過漸進多焦鏡片從上方看遠到下方看近，視線就像從一個高的望遠平臺經過較窄的坡道，走到低的看近平臺。上方望遠平臺大，下方看近平臺小。平臺或是走道以外都是斜坡，看到的物體傾斜變形，上下平臺高度差距越大，或是走道越短、坡度越陡，外側邊坡傾斜度就越大，

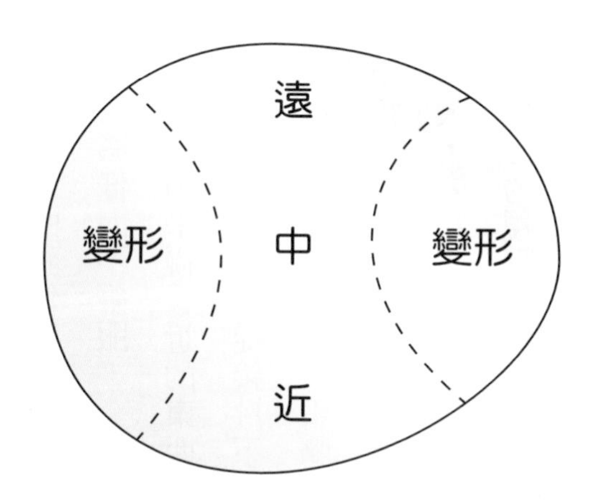

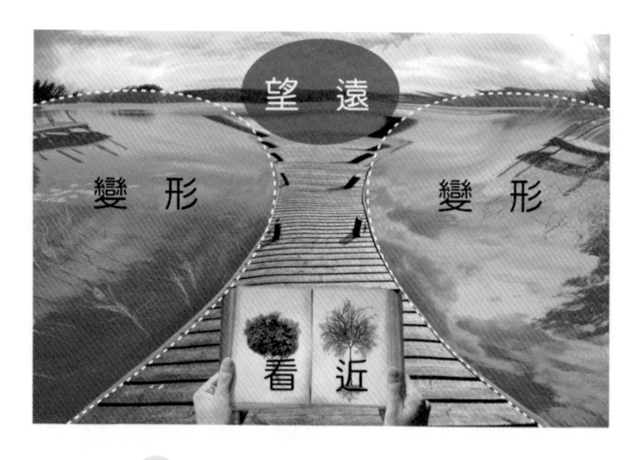

圖 3　漸進多焦鏡片的構造

物體變形的程度會越明顯，不舒適感也越強。

所以配戴這種鏡片，看遠要將視線放在上方平臺，也就是要平視；中距離視線要降低放在走道上；看近目光要更低到下方平臺，而且最好目不轉睛，以頭動代替眼睛動。不要從邊坡看東西，就比較不會因為看到變形的影像而不舒服。

如果必須平視看近的東西，例如看桌上型電腦，只好抬下巴從鏡片下方看螢幕；或是要從鏡片下方看較遠的東西，例如打高爾夫球推桿，要縮下巴盡量從鏡片上方看腳前的小白球。

不過縱使這樣調整，還是有兩種情況往往不易成功配戴：一是年齡已經很大，老花嚴重才要開始適應這種眼鏡，因為年紀大適應力差，易受周邊變形的視野干擾而感到不適。一方面是因為老花較嚴重，通常看近度數必須增加較多，如同前面所說，看遠看近度數差異越大，周圍視野變形越嚴重，所以成功配戴比例越差。

另一種情形是雙眼度數差異多。眼鏡鏡片因為光學特性，原本就會發生周圍視野物體位移變形的現象。兩眼度數一樣時，變形位移程度相當還可接受；若雙眼度數不同，左右眼影像位移變形不對稱，大腦混淆導致配戴不舒服。一般會建議選擇小鏡框，但小鏡框須選擇看遠看近平臺距離較短之鏡片，物體變形的情形會更加重，同樣不易成功配戴。

不配戴老花眼鏡時的選擇

如果無法配戴上述漸進多焦老花眼鏡，又不願選擇那種下方鑲一個小鏡片的雙光老花眼鏡，一看外觀就洩露年齡，還有以下其他選擇：

1. 降低近視眼鏡度數

原本即戴近視眼鏡的人可稍減少眼鏡度數，犧牲部分看遠視力，用一副眼鏡同時看遠看近。但較不適合需要清楚看遠的狀況，例如開車，且僅適用於老花眼輕微的人。

2. 直接拿下近視眼鏡

原本近視度數約 3 D（300 度）上下時，可不換眼鏡，在看近物時將眼鏡取下即很清楚。缺點：拿下眼鏡的動作，有承認自己已年過40的感覺。此外，眼鏡拿上拿下在有些場合也不太方便。

3. 單眼視力眼鏡

原本戴眼鏡且兩眼度數差超過1D，可嘗試所謂的單眼視力眼鏡。例如：陳小姐45歲，目前眼鏡右眼4D，左眼5.5D，雙眼看遠皆非常清楚可以看到1.0。因為從事會計工作，需長時間看電腦及報表小字，眼睛非常容易疲勞模糊，配漸進多焦眼鏡不舒服。所以建議配戴雙眼皆為4D之眼鏡，用右眼看遠，左眼看近。結果戴上試鏡，雙眼一起看，遠可看到1.0，近也可分辨最小的字，很滿意地解決了目前的老花問題。

這個方法之所以能成功，主要是我們看東西原本就是以一眼為主，另一眼幫助立體感並且增加視野範圍。應用單眼視力犧牲一點立體感，且減少了雙眼鏡片度數不等帶來的不適，多數人皆可以接受。尤其是如果選擇看遠的眼睛是自己的優勢眼（很簡單就能檢查出來）（圖4），就更容易適應了。至於為什麼說是僅解決了「目前」的老花問題，因為隨

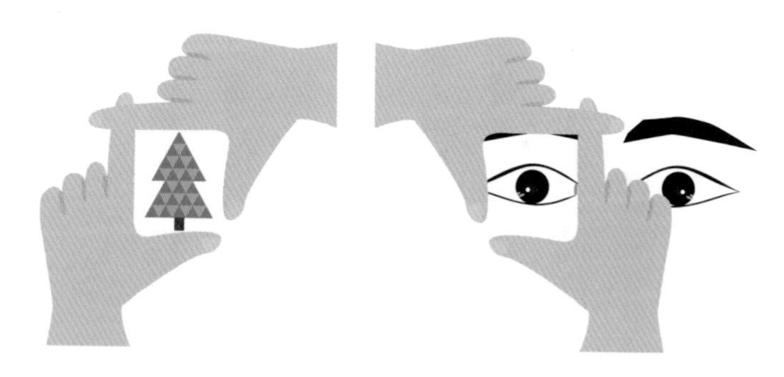

1. 雙手伸直，選擇遠處目標用手框起來
2. 保持目標在框內，將手指移近眼睛，若拉向右眼表示右眼為優勢眼，拉向左眼則左眼為優勢眼

圖 4 優勢眼檢查

著年齡及老花度數增加，當陳小姐到了約55、60歲，老花超過1.5D，這個方法就不足以解決她的老花問題了。

4. 配兩副眼鏡

漸進多焦鏡片鏡框需較大，所以若原本度數很高，不論近視或遠視，鏡片看起來會很厚，都不太適合。此時也可以選擇配兩副眼鏡，看遠及看近用不同的眼鏡，這樣比較容易適應，視力品質也會比較好。

5. 配戴隱形眼鏡

如果不想戴眼鏡，就要考慮戴隱形眼鏡或手術了。但因為年紀大了再加上老花看近不清楚，隱形眼鏡的清潔及配戴沒有年輕人那麼容易。所以除非是原本已經長期配戴隱形眼鏡，否則一般不會建議用隱形眼鏡來矯正老花。對於已經習慣戴隱形眼鏡的人，也要考量年紀增長，通常會漸漸有乾眼症的問題，而逐漸減少配戴的時間。

6. 手術治療

(1)屈光手術

一般雷射屈光手術是改變角膜的弧度，無法改變水晶體的調適功能，所以不論是近視或遠視，若將度數去除，看遠沒有屈光不正，視力1.0，看近仍會有老花的問題。為了一併解決，最常用的方法是如單眼視力眼鏡的方式，將一眼保留一點近視，用來看近。但缺點也如同單眼視力眼鏡，年紀更大、老花度數更多時就不夠用了。目前則有各種不同的角膜雷射方法，造成多焦點的角膜弧度，缺點是可能干擾看遠的視力，可和醫師討論充分瞭解其優缺點。

(2) 多焦人工水晶體

近年來因為水晶體手術安全性提高，加上多焦人工水晶體的進步，雖然沒有白內障（水晶體混濁），也有人提出以手術摘除水晶體合併植入多焦人工水晶體的方法，來解決老花問題。尤其是經由植入適當人工水晶體度數，可同時去除近視、遠視及散光，術後遠近皆不需戴眼鏡。

聽起來很誘人，但也有缺點：一是水晶體手術雖然安全性高，但也不是完全沒有風險，雖然發生併發症的機率很低，但最嚴重仍有可能完全失明。其次是植入的所謂多焦人工水晶體，正確地說大多僅是雙焦，而非漸進多焦。將影像一部分聚焦於看遠，一部分聚焦於看近，同時看遠看近，大腦很聰明會自己去選擇，但仍有可能會干擾影響視力品質，尤其是在夜間開車時影響較大。

同樣地，白內障手術後因為一般植入的人工水晶體為單一度數，沒有同時看遠看近的功能，所以也是會面臨老花問題。年紀大的人術前多已有老花的經驗，較能體會瞭解；年輕人原本沒有老花，需要在術前和醫生討論自己的習慣與需求，選擇適當的人工水晶體。

Q&A

Q 聽說近視和老花可以抵消，我有近視，還需要戴老花眼鏡嗎？

A 一般我們說有近視或遠視，是指看遠方5、6公尺以上，眼睛的聚焦力相對眼球的長度。如果聚焦力太強是近視，物體影像會聚焦在視網膜前方，走近一點看東西，聚焦的影像會向後移，如果近視300度，剛好在30公分看東西時，影像移到視網膜上最清楚，不需要用到眼睛看近的調節力，也就不需戴老花鏡。但是如果近視100度，在30公分看東西還是需要增加2D的聚焦功能；如果近視500度，當有老花時，戴著近視眼鏡看近會看不到，將眼鏡取下，物體要湊到眼前20公分才能看得清楚。

如果眼睛的聚焦力不足則是遠視，物體影像會聚焦在視網膜後方。有人會說我有遠視，以前看遠很清楚視力1.2，那是因為年輕看遠時眼睛會瞬間啓動調適功能增加屈光度。但是隨著老花增加，調適功能不足，看遠也需要戴遠視眼鏡（和老花一樣的凸透鏡）增加屈光度，所以遠視的人看近，除了老花的度數再加上遠視度數，鏡片度數就更多了。

Q

我原本有一點近視，看遠不戴眼鏡也很清楚，可是最近遠近都不太清楚，而且很容易疲勞，為什麼？

A

只有輕微近視或是散光，在年輕時可藉由眼睛調適功能，增加影像的清晰度，可是隨年齡漸增，不但調適功能變差，眼睛的屈光功能也會增加一些不完美的地方，我們稱為高階像差。這些都會減損影像的清晰度，使眼睛更加疲勞，所以如果看遠容易模糊，有需要就戴上眼鏡吧！

Q

最近看東西房間光線暗一點就看不清楚，光線充足就比較好，這是老花的症狀嗎？

A

沒錯！有老花眼最好在光線明亮的地方閱讀。

看近物時眼睛的調適反射其中一樣是瞳孔縮小，可以減少周邊來的影像及光線干擾，增加中心視線的清晰度。同時因為瞳孔縮小有針孔效應，就像攝影時縮小光圈可以增加景深，對調適力不足的老花眼，可幫助看近。但是在光線亮度不足的地方，眼睛瞳孔會擴大，光圈大景深淺，無法幫助不足的調適功能，若要清楚閱讀，需要更精確度數的老花眼鏡。

Q

老花度數最近增加好快，會不會一直增加？會不會看不到？

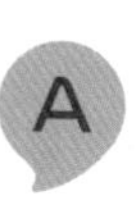

老花眼是眼睛看近物的調適功能下降，如果沒其他問題，看遠視力檢查正常，**單純老花不會到看不到的程度**。

至於老花度數，如果完全沒有調適能力，在30公分閱讀最多就是戴+3D老花眼鏡，也就是一般說的300度凸透鏡，要在看遠的眼鏡度數增加3D。例如：

原本近視500度(−5D)，看近老花眼鏡要戴−2D(−5 + 3 = −2D)，200度凹透鏡。

原本遠視250度(+2.5D)，看近老花眼鏡要戴+5.5D(+2.5 + 3 =

+5.5D），550度凸透鏡。

通常40歲如果出現老花症狀，因為調適功能尚未完全喪失，開始也許加1或1.5D老花眼鏡即可；到50、60歲，原本老花眼鏡度數不夠了，大概要加2D；70歲調適功能很差，完全要靠老花眼鏡，就要加3D。最多就是這樣了，不會一直加上去，除非是有其他病變，視網膜神經功能不好，要更近看東西，才會將度數再增加。

Q

我以前看遠視力很好，看近要戴老花眼鏡，現在看遠模糊，不過戴老花眼鏡看遠會比較清楚，怎麼回事？

A

40歲以後，部分的人隨年齡增加，眼睛的屈光度會減少，所以原本近視的度數會減少，沒有度數的會變成遠視，需要戴凸透鏡增加眼睛的屈光度，這種遠視眼鏡，和老花戴凸透鏡增加眼睛的屈光度是一樣的，所以戴老花眼鏡會比較清楚，不過還是應該驗光戴正確的度數，眼睛比較不會疲勞。

Q 奇怪，我以前需要戴老花眼鏡，可是最近不戴眼鏡也清楚，是什麼原因呢？

A 隨著年齡增加，除了老花，還有一個眼睛常見的老化問題就是白內障，白內障的症狀之一是近視度數增加（請參考第6章白內障的相關介紹），此時看近會清楚，稱為「視力的第二春」，但是看遠會因近視度數增加及水晶體混濁而模糊。

Q 吃葉黃素或其他保健食品可以預防或治療老花嗎？

A 目前尚無科學證據顯示保健食品可預防或治療老花。

Q 孩子整天看電腦滑手機，對眼睛會不會有傷害？會不會未老先衰？

A 長時間使用電腦、手機等，近距離用眼且沒有適度休息看遠，20歲以前近視度數容易增加，尤其年齡越小，增加越快，而近視度數越高，以後發生白內障、青光眼、視網膜病變的機率就會增加。20歲以後近視度數仍有可能增加，除此之外，因為長時間看近，睫狀肌未放鬆而失去彈性，會出現早衰類似老花的症狀，通常多休息、看遠即可恢復正常。

Q 視力越來越衰退，尤其是看書報，一下就模糊，幾乎沒辦法看報，我的眼睛有沒有救？

A 看書報電腦，看一段時間視線就模糊，霧矇矇的好像鏡片沒擦乾淨一樣，這是門診很常聽到的抱怨。拿起近距離視力表檢查，又看得清楚，這是乾眼症很典型的症狀。不只是看書報電腦，看電視也是一樣，當我們凝視物體時，眨眼的次數會減少，淚水容易蒸發，當角膜有乾點沒被淚水均勻覆蓋，就像鏡片有油沒擦乾淨，便會造成視線模糊。此時可提醒自己看電視、電腦或閱讀時不要忘記多眨眼，症狀應該會有所改善。

第6章

劉瑞玲 醫師

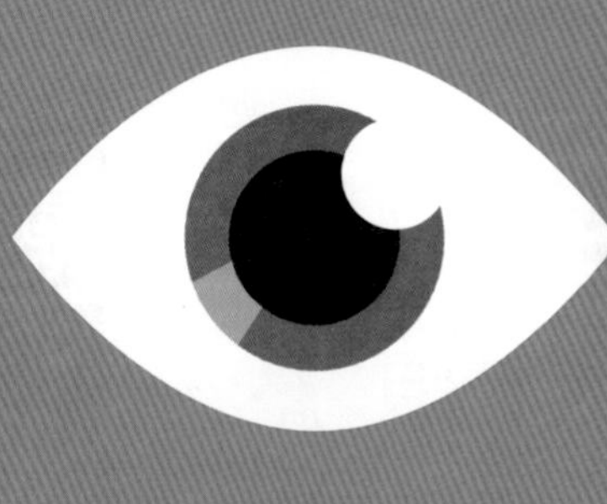

總有一天等到你：老年性白內障

第6章 總有一天等到你：老年性白內障

病例1

67歲的丁先生是一位已退休的銀行界人士，雖然從20多年前就罹患糖尿病，但因血糖一向控制得宜，身體還相當硬朗，經常熱衷找朋友結伴打小白球。最近他發現當艷陽高照時，右眼的視線模糊，高爾夫球成績也不如從前，因而就醫檢查。眼科醫師發現丁先生兩眼水晶體都有混濁的情況，尤其右眼除了些微的核仁硬化，還有後囊前中央混濁。所幸視網膜仍然正常，沒有糖尿病視網膜病變。

病例2

王太太是位氣質優雅的女士，雖然年屆七旬，仍然雍容華貴。但是王太太的兒子發現媽媽最近悶悶不樂，更奇怪的是，媽媽最近經常埋怨家裡太暗，不斷要求他換燈管；而且喜歡畫畫的王太太，已經有一段時日沒有坐在畫布前作畫了。兒子後來靈機一動，毅然決然帶媽媽去醫院眼科檢查，才發覺媽媽的白內障已經頗嚴重，到需要手術治療的階段。

病例3

李先生不到50歲就當上公司的高階主管，3、4個月前他開始發現在聽下屬簡報時，投影片上的數目字看不清楚，於是到眼鏡公司要求重新配鏡。不料原本600度近視的他，度數竟然飆到1千多度，而且以最適當度數的鏡片矯正時，視力只能達到0.7。在眼鏡公司人員的建議下到眼科檢查，非常訝異地發現自己已經罹患白內障了。

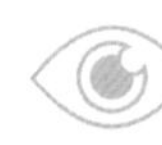

什麼是老年性白內障？

正常情況下，孩童時期的水晶體是清澈的，透光度很好（圖1）。隨著年齡增長，水晶體內的蛋白質組成逐漸產生本質與結構的改變，慢慢加重。而且水晶體不同部位的蛋白質分子產生質變的程度與進展的速度不盡相同，使得原本清澈且組成均勻的水晶體逐漸在不同部位混濁化，透光度不一致，導致光束在經過水晶體時，行進路徑受到干擾，若因此影響到病患的視力，就是白內障（圖2）。

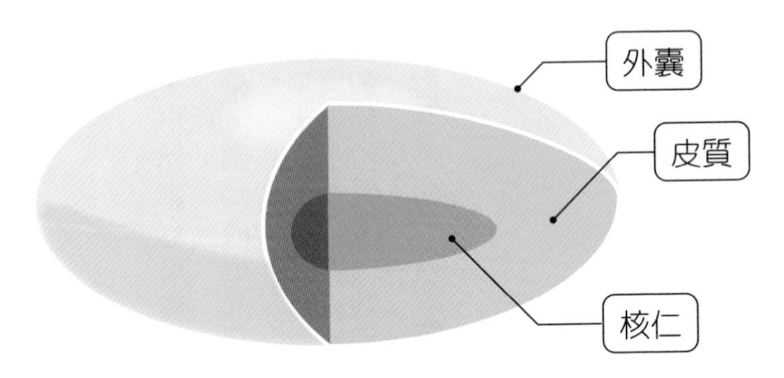

圖1　水晶體的構造

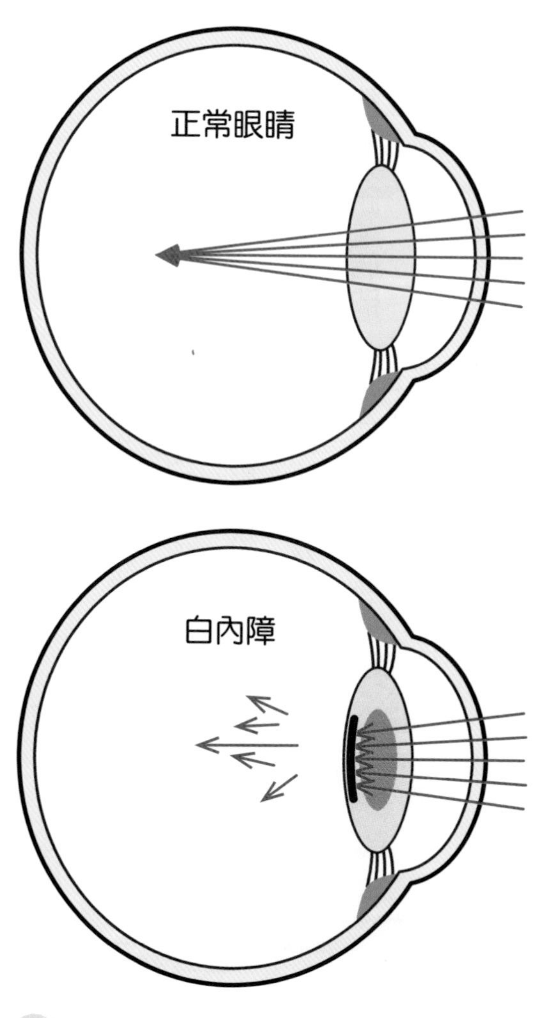

圖 2　水晶體混濁導致光線行進受到干擾

白內障的型態可因水晶體混濁部位的不同，分為三種類型（圖3）：

核硬化型

核硬化型白內障患者在初期會因為核仁對光線的折射率改變，使眼睛近視度數增加。病患在不配戴眼鏡的情況下，雖然看遠物不清楚，但原本因為老花眼看不清楚近距離物體，現在因有了近視而水晶體混濁度還不嚴重的緣故，近距離物體反而可以看清楚，不必依賴老花眼鏡，這種現象就是初期核硬化型白內障所造就的「視覺第二春」。假以時日，核硬化越來越嚴重，色素沉積越多，會

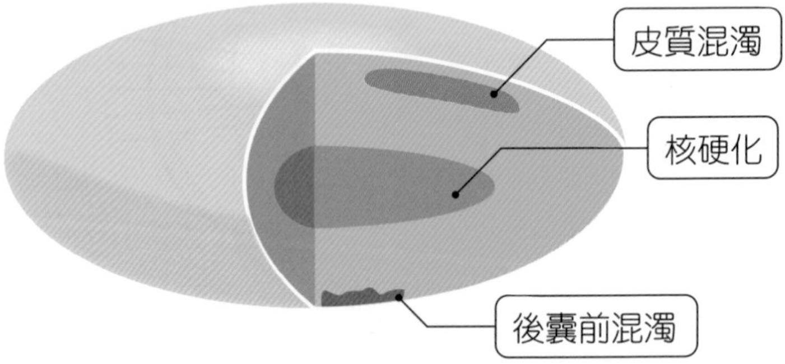

皮質混濁
核硬化
後囊前混濁

圖 3　依混濁部位區分的白內障類型

逐漸有辨色力不良、對比視覺減退、視線變暗、視力模糊等症狀。

後囊前混濁型

後囊前混濁常常發生在後囊前居中的部分。這種型態的白內障早期病患會有眩光現象，逐漸嚴重以後，除了視力減退之外，比較特別的是病患自覺陰天或黃昏時視線相對比較好些，但一遇艷陽天出門時就幾乎看不清楚東西，或非常畏光。

皮質混濁型

皮質混濁型白內障若混濁部位在接近瞳孔區域，也會干擾視覺，依嚴重程度的不同可能導致畏光、眩光或視力模糊。

綜觀整個地球村，白內障是導致人類失明最常見的原因，幸拜近代醫學的突飛猛進，白內障造成的失明是可以手術治療恢復視力的。

老年性白內障的成因

醫界認為白內障的形成是年齡增長，水晶體細胞逐漸老化、組織蛋白退化所無法避免的結局。然而每個人罹患白內障的年齡或白內障惡化的速度不太一樣，具個別差異性。有糖尿病或年輕時就已有500、600度以上近視的人，可能在壯年時水晶體就有混濁的現象。另外，一般認為經年累月曝露在環境中的有害物質，如尼古丁、紫外線或輻射線，也是加速水晶體老化的因素之一。眼睛受過傷或經常使用類固醇藥物的人，也容易有白內障。

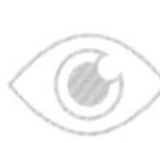

白內障的治療

初期與後期

1. 初期：配戴眼鏡

初期白內障所造成的視力模糊，有可能只是因為水晶體的光線折射率改變，造成屈光不正（如近視或散光）的問題，但水晶體的透光度還相當不錯。這時只需配戴正確度數的眼鏡，就可以輕輕鬆鬆看得清楚了。

2. 後期：白內障手術

當白內障更嚴重時，可能視力就沒有辦法以配戴眼鏡來矯正，甚至連眼睛的正確度數都無法測量到。這時唯一能夠恢復視力的方法就是接受白內障手術，將混濁的水晶體移除，同時植入人工水晶體，以取代原有水晶體的聚焦功能，病患在術後才能看得清楚。

近30年來，白內障手術的科技與技術日新月異，不斷精進，除了手術過程的安全性與精確度大幅提升之外，人工水晶體的材質、製程與功能也與時俱進。因此病患只要沒有合併其它會影響視力復原的眼疾或腦疾，手術前、中、後也都遵照醫囑正確執行病患該注意、該做的事情，如手術中不要隨意晃動，手術後留意護眼、點藥與清潔的事項等，絕大多數在手術後都可以有相當好的視力回復。

白內障手術

1. 手術過程

超音波晶體乳化術是近年來白內障手術術式的主流。簡單地說，就是劃開角膜切口，在水晶體前外囊中央部位撕掉一個圓形開口，鬆動水晶體外囊和皮質與核仁間緊密的連結，之後將核仁像切蛋糕似的分割成數塊，再利用超音波能量分別震碎核仁小塊、乳化後吸除的手術（圖4）。此術式從一九六七年開始研發至今，在科技和技術兩方面都有長足的進步，是成熟且已通過時間考驗的手術方式。

手術的傷口在2.6毫米以下，術後只要避免眼睛受到外力壓擠和接觸到不潔物質、不要過度用力或晃動頭部之外，一般日常生活仍然可以照常運作。飲食除了不要喝酒外，沒有特別的禁忌。

2. 人工水晶體

人工水晶體基本上是一片薄薄的、具高度生物相容性、聚光能力和透光度的凸透鏡，有不同的度數供病患選擇。病患在手術前需先經過詳細眼科檢查，醫師再根據檢查結果建議病患選擇適當的人工水晶體。目前市面上的人工水晶體都有過濾紫外線的功能。

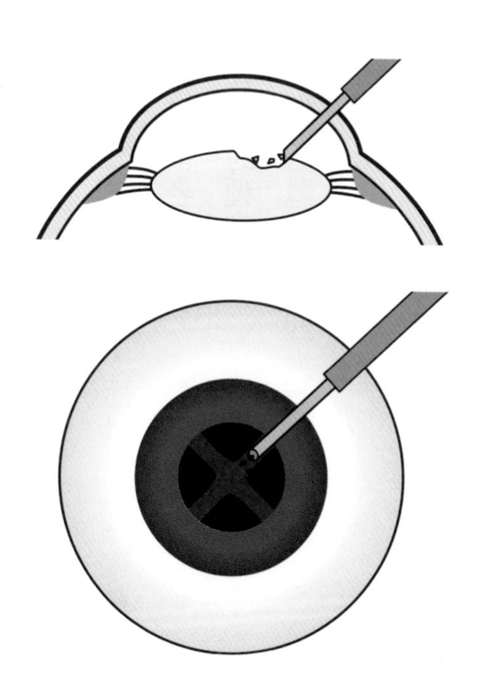

圖 4　超音波晶體乳化術示意圖

在臺灣有全世界知名的全民健保制度，可以支付許多種類人工水晶體的費用。另外還有一些病患必須自掏腰包購買的自費人工水晶體，其目的在增進病患於照明不足或不戴眼鏡情況下的視覺。健保給付的人工水晶體的凸透鏡是屬於球面設計，而且是單一度數鏡片，無法同時矯正散光（俗稱亂視）或老花眼。

3. 自費人工水晶體的種類

自費的人工水晶體，分為四大類：

(1)非球面人工水晶體

優點是在光線較暗、瞳孔較大的情況下，或可減少影像的球面像差效果，讓視線較清晰。

(2)抗散光人工水晶體

功能是可以矯正規則的角膜散光，減少術後的散光度數。手術前就發現有規則性角膜散光的病患若選擇抗散光人工水晶體，手術後不必那麼依賴散光眼鏡，增加不戴眼鏡時的視覺敏銳度。

(3)抗老花人工水晶體

功能在於不但看遠的物像清楚，看較近距離的物像也清楚，提升日常生活從事各項活動的便利性。例如女士化妝時不必戴老花眼鏡就能看得清楚，查看手機上的訊息也不必急著找老花眼鏡等。但是如果要閱讀小的字體，如保險單或信用卡合約書等，可能還是要加上一副老花眼鏡才會看得更輕鬆。

(4)同時抗散光與抗老花的人工水晶體

提供給希望能夠享受抗老花鏡片的便利性，但有角膜散光的病患一種可以提升術後不戴眼鏡時視覺品質的選擇。

不同功能的自費人工水晶體，又各有分透明片和黃片兩種色系。透明片可以讓可見光波長完全通透，黃片則濾掉可見光中的部分藍光。研發黃片的理論基礎是認為藍光比其它波長的可見光對視網膜細胞的傷害性較大，若過濾部分藍光，或許可以提供視網膜多一層的保護。然而藍光對視網膜細胞有害的觀察，是來自於實驗室的研究結果，黃片實際上對人類視網膜的保護作用一直還沒有在臨床研究或流行病學研究中得到明確的證據支持。反之，也有學者認為黃片過濾掉對暗視覺很重要的藍光，不但可能影響夜間視力，也可能因此干擾到正常日夜運轉的生理時鐘。

綜合上述，黃片或透明片各有可能的優點和缺點，但這些優缺點是不是足以造成臨床上有意義的差別，仍然沒有定論。每個人的訴求不同，在選擇透明片或黃片時，除了醫師的建議以外，還可以把下列情況列入考量，如是否為黃斑部病變的高風險族群？是否從年輕時就容易畏光？是否從年輕時暗視覺就較差？或是不是不易入睡的人等。

自費人工水晶體雖然提供給病患另一種選項，可以減少在日常生活中必須仰賴散光眼鏡或老花眼鏡才能看清楚影像的麻煩，但是也有其限制，不是每個人都適用。因此除了價錢的考量外，在手術前的詳細眼科學檢查以及和醫師的充分溝通，都是很重要的。

Q&A

Q 如何避免太早就罹患白內障？

A 如果希望自己不要太早罹患白內障，就要注意以下事項：

1. 避免曝露在強烈陽光輻射下，以陽傘、寬邊帽和太陽眼鏡遮擋過多的可見光和紫外線。
2. 從小留意護眼事項，如適量的戶外活動和節制近距離用眼的時間，避免在幼童時就罹患近視，導致成年時發展成為高度近視。
3. 不要抽菸，既有益於自己的身體，也可以保護家人或朋友免受二手菸或三手菸的毒害。
4. 如果罹患有糖尿病、高血壓等全身性疾病，要好好控制血糖與血壓等。
5. 從事可能造成眼睛外傷的工作，如整理花園、修理家具水電、拔除水果箱盒上的訂書針等，應先戴上護目鏡保護靈魂之窗。

6. 很重要的是，不要濫用藥物。藥物一定要遵照醫師處方上的用藥劑量與時間使用，更不要服用來路不明或成分沒有標示清楚的藥品。

市面上雖然有宣稱可以預防或延緩老年性白內障發生的眼藥水或保健類藥片或藥丸，然而到筆者著述本文為止，並沒有明確有力的證據支持它們對預防或延緩老年性白內障的效果，因此主流醫學並不會推薦使用這些保健品來預防白內障。

Q 白內障什麼時候需要開刀？若不開刀治療會怎樣？

A 首先要強調的是，早期白內障若可以配戴眼鏡矯正視力，可先採取配眼鏡的對策。直到眼鏡沒有辦法提供有效的幫助時，就是該考慮手術治療的時候了。白內障是一種退化性疾病，不是眼睛裡面「長了東西」。白內障手術的目的在於幫助病患恢復視力，提升生活品質，輕鬆地從事自己喜歡做、想做的事（如看書、畫畫、旅遊），也藉由視力的恢復，減少因看不清楚所伴隨的跌倒、車禍、骨折等事故的發生。有了清晰的視線，重新體驗到色彩鮮艷的世界，可以讓自己覺得年輕、開心，有自信，盡情享受有多元互動、多采多姿的生活，或許因此而減少往後老年失智症發生的機率。

白內障開刀的適當時間點可因病患的工作或喜歡從事的嗜好對視力的要求不同而異。有些人視力稍差就無法有效地從事工作，必須早一點開刀以恢復敏銳的視力；反之，有些人因為不必工作、經常待在家中聽音樂，可能會選擇視力更差一點再接受手術治療。但是一般建議若矯正後視力在0.4以下，且確定病因是白內障，最好就要接受手術治療，一方面提升生活品質，另一方面減少跌倒等意外發生的可能性。如果已經到了需要手術治療的階段，但病患堅持不開刀，任憑白內障繼續惡化，結果不但視力逐漸減弱，還可能併發青光眼或甚至眼球內發炎。到了有這些併發症發生再進行手術，一方面開刀的風險是較大的，另一方面視力在手術後恢復的潛能也較不明確。

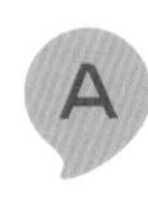

什麼是輔以飛秒雷射的白內障手術？

若採用輔以飛秒雷射的白內障手術，在病患即將手術之前，先就手術相關部位進行360度全方位掃描，以利醫師進一步做客製化且更精準的手術規劃。接著以雷射光束製造水晶體前囊圓形切口，以雷射能量將核仁分割成數塊，最後以雷射光束製造角膜切口。

輔以飛秒雷射白內障手術的優點有：

1. 角膜切口的長度、深度和角度可以客製化且控制得更精準。手術後傷口邊緣更平整（圖5）、癒合速度更快。病患在手術後傷口的異物感、不適感更少。
2. 前囊圓形切口可以更圓、位置更居中、直徑

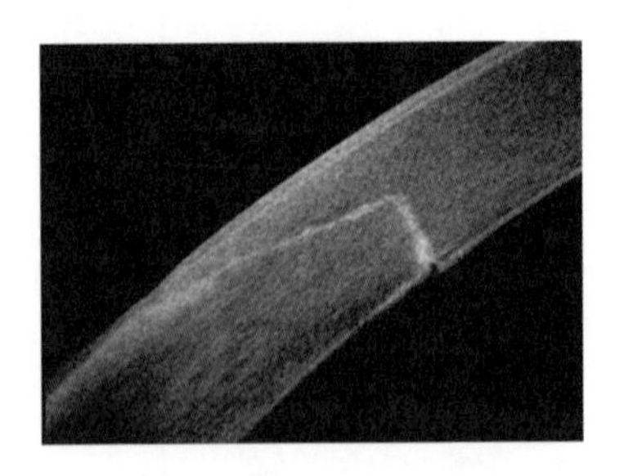

圖5　飛秒雷射光角膜切口高倍放大圖

大小控制得更精準（圖 6），這樣有助於人工水晶體長期穩定的維持在理想位置，使矯正效果能發揮得更完全。

3. 水晶體核仁先以少量雷射能量切成數塊，可以減少後續手術中所需耗用的超音波能量，減少對於角膜內皮細胞的傷害，術後視力恢復更快。

以上是針對一般單純老年性白內障手術輔以飛秒雷射的好處。若是白內障已成熟、罹患角膜失養症或急性青光眼發作後等角膜內皮細胞數目偏少的眼睛，或固定水晶體的懸韌帶在術前就已部分斷裂等手術風險較高的病患，輔以飛秒雷射不但具有上述優點，還可以增加手術成功的

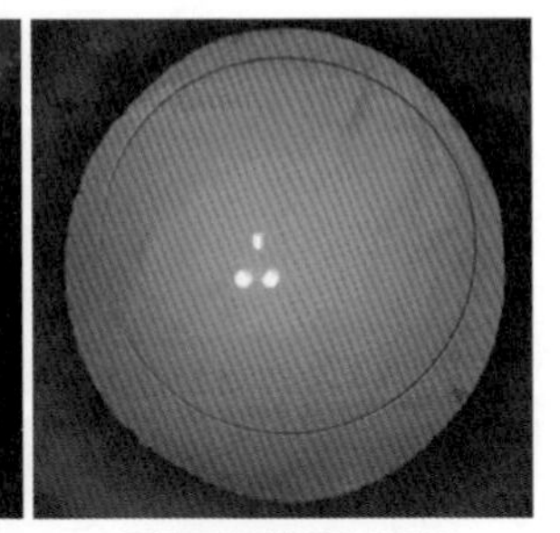

手動前囊撕開　　雷射光前囊切割

圖 6　手動與雷射光前囊切割比較

機會。輔助白內障手術用的飛秒雷射不在健保給付範圍，是自費項目。

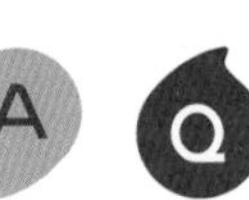

白內障手術後應特別留意哪些事項？

A

手術後有「二要二不要」需留意：

1. 第一要：要遵照醫囑

白內障手術後開刀的眼睛必須使用抗生素眼藥水和類固醇眼藥水一段時間，前者是為了減少手術後細菌感染的可能性；後者是為了減少伴隨開刀所無可避免的眼球內發炎反應，讓視力可以恢復得更快、更完全。點藥頻率必須要遵照醫囑，不要過多也不要太少。

2. 第二要：要保持眼睛四周的清潔

手術後，開刀眼睛的四周務必要保持清潔，避免病原體感染到傷口，所以點藥水前必須先洗手。病人不要在剛開完刀1個月內進行掃除的工作或去泡溫泉，也要避免在術後2週內到空氣污濁的地方。

3. 第一不要：不要受外力擠壓

手術後，開刀的眼睛不要受到外力擠壓，因此除了點藥水的時間以外，白天或夜晚都要帶著硬殼的眼罩保護眼睛，既避免自己無意間去揉眼睛，也免得他人不經意時揮手碰撞到開刀眼。外出時如果覺得戴眼罩有礙觀瞻，可以戴眼鏡取代眼罩。

4. 第二不要：不要立即進行跳躍、用力或晃動的動作

手術後不要立即進行跳躍、用力或晃動的動作，如果平常有游泳、做伏地挺身、仰臥起坐等運動的習慣，也要暫停一段時間。

手術後約 1 個月的時間留心照顧好自己的眼睛，雖然有一些小麻煩，但考量到長遠可用的視力，這樣的付出是絕對值得的。眼睛是極其精緻的結構，內含許多高度分化的神經細胞，萬一在術後感染或遭受外傷，視力可能就無法復原。病患在術後 1 個月內對眼睛照顧的用心程度不同，可能就會導致未來完全不一樣的人生。

Q 什麼是後發性白內障？

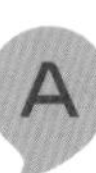

白內障手術在一般情況下，會盡量保留外囊袋，方便人工水晶體置放在囊袋內，因為這是最符合原來眼睛解剖光學的位置。手術後一段時間，後囊袋本身可能也會混濁化，若混濁部位波及瞳孔區域，將使視力逐漸模糊。這時候因為只是薄薄的一層後囊混濁，不需要再度開刀，只需要坐在鉚雅各雷射儀前，以雷射在後囊製造一個比瞳孔稍大的開口，就可以重見光明了。

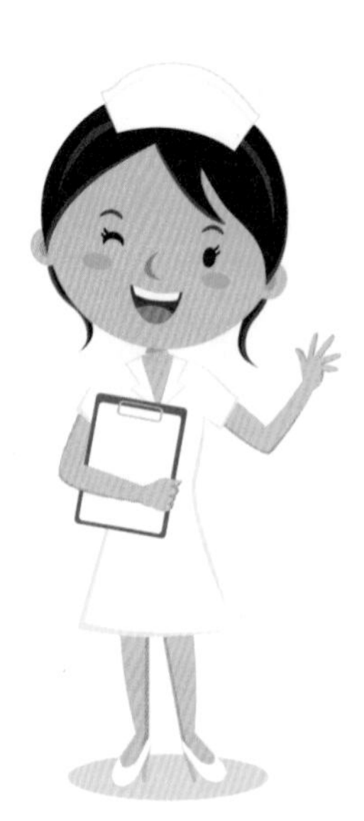

第7章

劉瑞玲 醫師

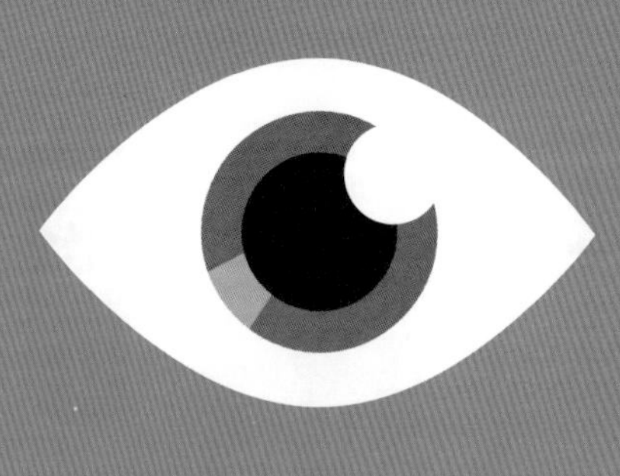

是誰偷走了我的天空：青光眼

- 病例
- 什麼是青光眼？
- 青光眼的成因
- 青光眼的治療
- Q&A

第7章

是誰偷走了我的天空：青光眼

病例1

林老先生經歷過第二次世界大戰，刻苦耐勞、沉默寡言。經過數十年的辛勞，眼見兒女也紛紛成家立業，心中頗覺欣慰。但是最近林老先生有很深沉的焦慮，因為他的視線越來越差，半年內光度逐漸黯淡，好像在暗室中燭光即將熄滅的感覺。終於，兒子也發現爸爸不敢出門，到不熟悉的地方走路會撞到旁邊的桌子等。經過一番苦勸，父親同意到都市裡的醫院眼科檢查，才知道視力不好主要是因為末期青光眼所導致的。為了保有僅存的微弱視力，必須積極且持續地接受治療，但是已喪失的視力是沒辦法回復了。

病例2

38歲的朱先生平日在設計公司工作，生活忙碌，鮮少運動。加上應酬較多，血壓和血脂肪指數經常居高不下。前一陣子他決定出國旅遊放鬆一下，在某著名觀景臺以單眼眺望鏡瀏覽美景時，赫然發現視野上方有一片天空不見了，是暗沉的。趕快抬起頭再望向遠處，天空還是完整的淡藍中點綴幾朵白雲。心中不禁暗罵：怎麼收費這麼貴設備還這麼差。正不悅地想轉身離去時，心血來潮再試著以另一眼對準眺望鏡再瀏覽一下，這時所看到的景物是完整的。不信，再分別以左、右眼重覆比較幾次，終於警覺到設備沒問題，是自己的眼睛出了問題。

回國後馬上接受眼科檢查，被告知已罹患青光眼。所幸病情還不算嚴重，醫師告知只要按時點藥，定期回診檢查、接受治療，同時好好控制血壓和血脂肪，有機會可以保有不錯的視力。

病例3

何太太個子嬌小，雖已年逾花甲，身體還不錯，只是前兩天感冒到藥房買了些成藥來服用。今天午餐過後，覺得頭部暈沉，趕緊再服用買來的成藥。不料，情況不但沒有緩解，到了晚上，頭痛劇烈難耐，右邊眼睛也脹痛充血（圖1）。更糟的是，何太太發現右眼視力相當模糊，這讓自年輕時一直以擁有絕佳視力而自豪的她非常驚恐，馬上要先生陪著去醫院掛急診。在急診室經眼科醫師檢查後診斷為急性高眼壓發作，緊急處理將眼壓降低。之後，醫師開了一些眼藥水和口服藥讓何太太帶回家，安排第二天的眼科門診，並叮嚀接下來要接受雷射治療，以減少日後再度急性發作的可能性。

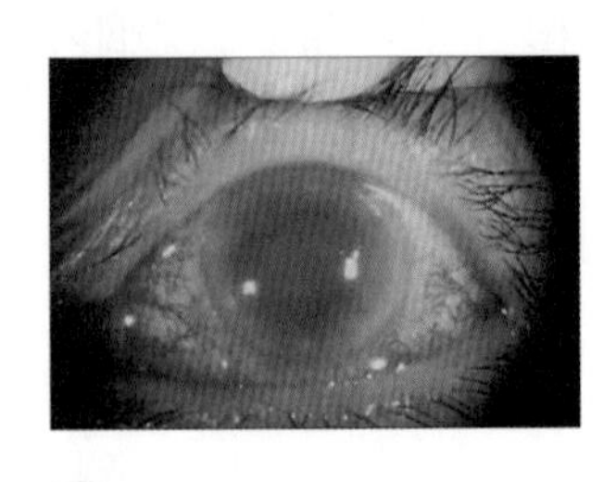

圖1 急性高眼壓導致眼睛脹痛充血

什麼是青光眼？

青光眼不是一個單一的疾病，而是一群在視神經構造和視野缺損型態表現出共同特徵的一群視神經病變的通稱，它所導致的神經破壞可由眼科醫師藉由眼底檢查和眼底照相觀察到。典型的破壞例如視神經盤中間凹陷區往垂直方向增長、視神經盤的神經環區有局部缺陷（圖2），或視網膜神經纖維層厚度有變薄的現象（圖3）。

視野缺損範圍的大小和分佈

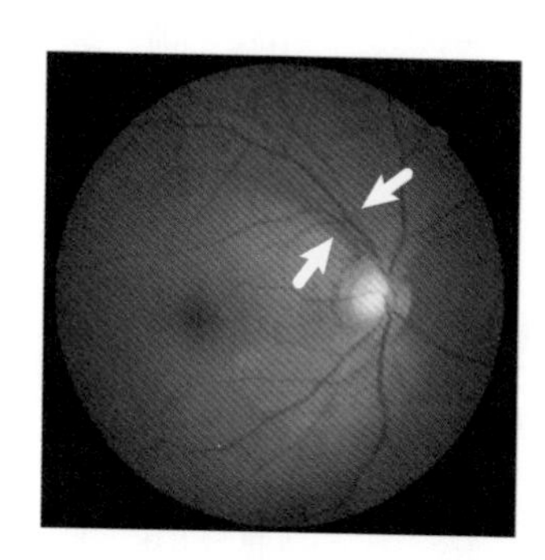

圖3 視網膜神經纖維層厚度有明顯變薄的現象（箭頭標示處）

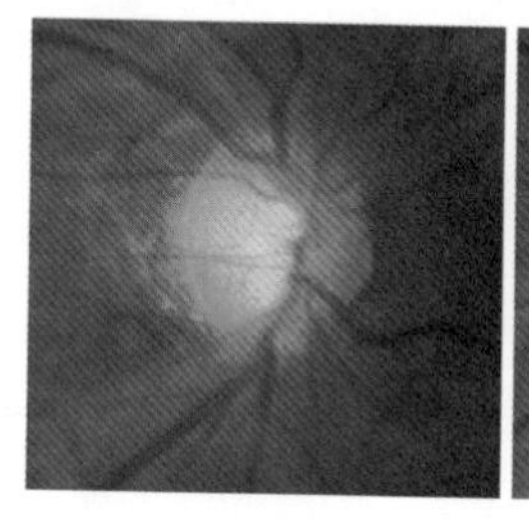

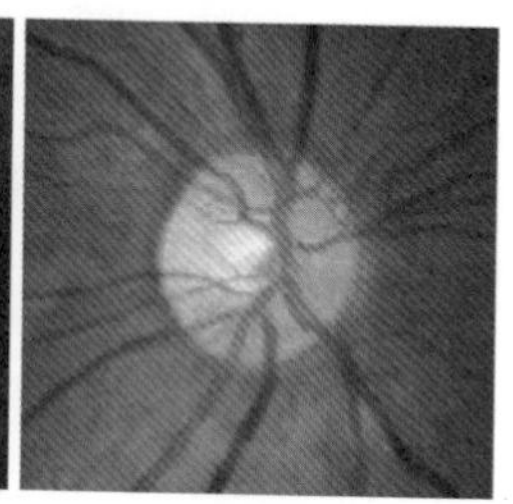

青光眼　正常眼

圖2 視神經盤中間凹陷區往垂直方向增長、神經環區有局部缺陷

型態可用視野儀偵測出來，典型早期青光眼視野缺損通常只影響到上半部或下半部視野，而且在比較靠近鼻側方向的視野先發生問題（圖4）。以上所描述的這些特徵，是醫師用以區分青光眼和非青光眼性視神經病變的重要依據。

青光眼是導致全世界失明人口第二常見的疾病，僅次於白內障。但白內障所導致的失明在適當治療後是可以回復的，而青光眼所導致的失明卻是不可逆的。其實，青光眼是以蠶食桑葉的方式慢慢逐步破壞視神經，從開始罹患、繼續惡化，到最後失明的過程通常歷經數年或十多年的時間。加上目前已有多種治療青光眼的藥物、雷射和手術方法，所以只要發現得早，在確定診斷後遵照醫囑接受治療，定期回診檢查，多數病患是有可能得以免除日後失明的困境。

話雖如此，為什麼還有那麼多人會因為青光眼而失明呢？主要是因為大多數初期、中期青光眼的病患是沒有自覺症狀的，只能藉由眼科醫師的檢查才能發現。單眼或局部的視野缺損，會因為另一眼的輔助視覺而不容易在日常生活或工作中察覺，導致當病患自己覺得視野範圍變得狹窄，甚至視力減退、亮度變暗時，通常兩側眼睛的視神經都已遭受疾病嚴重的破壞了。其次是病患在被告知有青光眼必須接受治療時，輕忽了持續治療、定期回診的重要性，因而錯失了治療的時機。

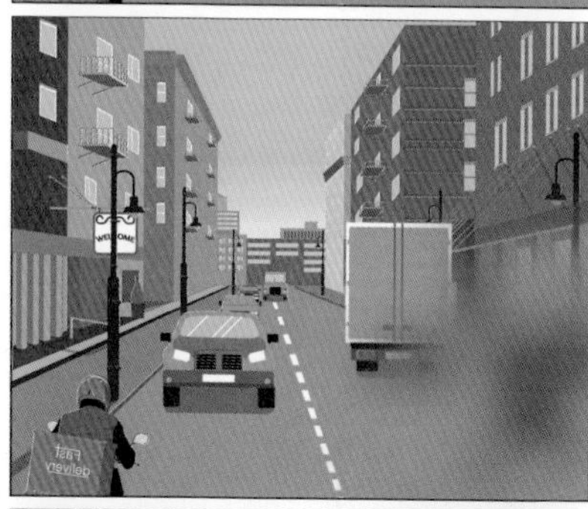

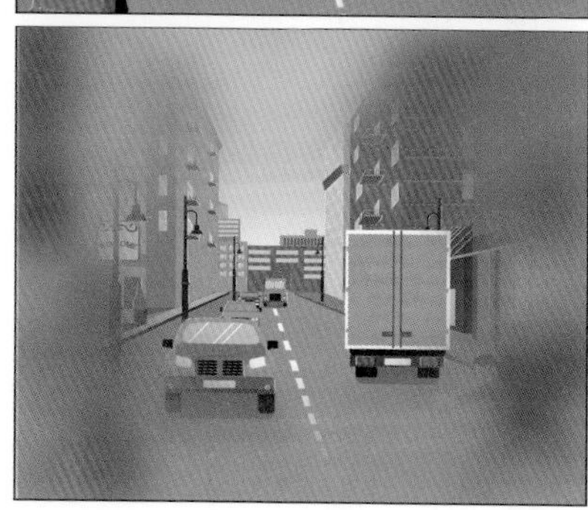

圖 4　視野缺損：上圖為正常視野，中圖和下圖代表視野缺損範圍逐漸擴大

青光眼的成因

青光眼的分類

1. 原發性青光眼

原發型青光眼意指疾病不是因為眼睛外傷、虹彩炎（或葡萄膜炎）、糖尿病視網膜病變，也不是因為藥物等其他可歸咎的原因所引起的。原發型青光眼一般具有家族遺傳傾向，但不是單一基因的顯性或隱性遺傳模式。原發型青光眼又可依據眼睛前房隅角是開放的或閉鎖的而進一步分為原發隅角開放型青光眼和原發隅角閉鎖型青光眼（圖5）。

2. 續發性青光眼

續發型青光眼意指青光眼發生之前，先罹患葡萄膜炎、眼部腫瘤、糖尿病視網膜病變、曾遭受眼球挫傷或撕裂傷、有眼睛開刀病史或曾經長時間使用會使眼壓上升的藥物如類固醇等，因此而引起的青光眼。

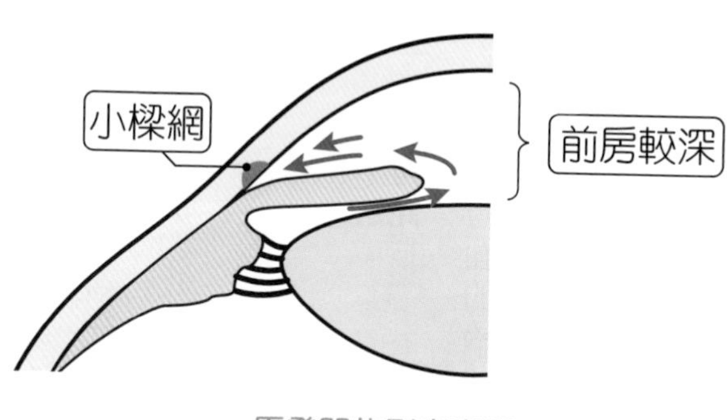

原發開放型青光眼

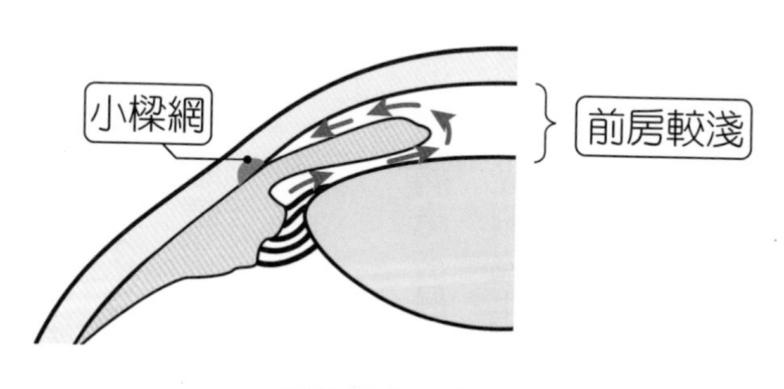

原發閉鎖型青光眼

圖 5　原發開放型青光眼和原發閉鎖型青光眼

3. 小兒青光眼

小兒青光眼意指胎兒時期眼睛的發育受到某些因素的干擾，以至於前房隅角小樑網組織無法完全分化、發展成為具有正常功能的結構所導致的青光眼。通常父母親在這些幼兒幾個月大到3歲以前，會注意到幼兒的眼睛不正常，例如非常怕光、經常緊閉眼睛或有溢淚的情況，甚至外觀表現出黑眼珠混濁、眼球過大的現象。

在這三大類青光眼中，以原發型青光眼病患占最多數，因此在以下有關症狀、治療等方面的論述，以原發型青光眼為主。續發型青光眼患者除了控制青光眼病情外，必須同時處理導致青光眼此併發症的原始病因。而小兒青光眼通常在診斷確定後就要接受手術治療，因為對於這類型青光眼的幼兒，藥物治療的效果通常不好，副作用也較成人明顯與嚴重。

青光眼的症狀

1. 原發隅角開放型青光眼

原發隅角開放型青光眼病患在疾病的中期之前通常沒有明顯的自覺症狀，一般是因其他眼疾就醫，由細心的醫師檢查後發現的；有些是經由體檢發現的。

到了疾病中期以後，可能在偶然的情境下使用單眼看東西，才驚覺到視野的某一角落是黯淡的；或者可能因眼壓逐年累增到相當高的程度，以至於有眼球脹痛的感覺。

到了疾病末期，病人可能會意識到視野範圍變得狹窄，感覺不到周邊的景物，最後甚至連中心視力都逐漸模糊，終至處於全然黑暗當中。

2. 原發隅角閉鎖型青光眼

原發隅角閉鎖型青光眼病人的病程可能和開放型青光眼病人類似，是在病人沒有自覺症狀下視神經逐漸損壞，若不治療，終至失明。另外有一部分閉鎖型青光眼病患會有亞急性或急性發作的症狀。

有亞急性症狀的病患可能在晚上或較長時間從事近距離工作（如閱讀、縫紉或畫畫）後，覺得眼睛脹痛、頭部暈沉，但休息一下、睡一覺起來就舒服了。這種症狀和用眼過度所造成的眼睛疲倦症狀很難區隔，必須經眼科醫師執行眼底鏡、隅角鏡等檢查後才能見真章。

而急性發作時，因眼壓在短時間內急遽上升，眼睛組織的功能與血液循環都來不及因應調整，會表現出非常強烈的症狀，如眼睛極度脹痛、紅腫、視力模糊、注視光源會看到彩虹般的光暈、頭痛，甚至噁心嘔吐等。病患通常會無法忍受、掛急診就醫。

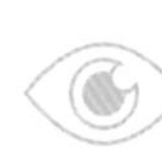

青光眼的治療

如何發現早期青光眼？

1. 原發開放型青光眼

既然原發開放型青光眼在疾病早期常常不會引發病患的自覺症狀，就只能依賴醫師的專業檢查，如眼底鏡檢查、視網膜纖維層攝影檢查、視野檢查和眼壓測量等。目前也有很多醫療院所備有眼睛的光學同步電腦斷層掃描儀（俗稱OCT），可以當做輔助的檢查項目。然而青光眼的診斷絕非單靠一種檢查或一項數據就可確立，必須仰賴醫師綜合各相關檢查結果、經由專業判斷來做最後的診斷。

因此一般建議，若年屆35歲卻從來沒有尋求過眼科專業檢查者，要就醫幫眼睛做個健檢。另外，具有下列易罹患原發開放型青光眼危險因子的成年人，若從未檢查過眼睛，也應就醫檢查：

⑴眼壓偏高者（高於20毫米汞柱）。
⑵直系血親確定有青光眼者。
⑶罹患600度以上近視者。
⑷血壓過低的人。
⑸長時間使用類固醇藥物的人。

值得注意的是，若先前已因近視接受過雷射手術，因為角膜的厚度和弧度已經被改變，用一般眼壓計量測出來的眼壓值是被低估的。另外，雖然局部點眼用的類固醇藥水最容易引起眼壓高的副作用，進而造成青光眼的視神經破壞。但其他口服的、塗抹皮膚用的，或噴鼻劑的類固醇藥劑用久之後，也都可能會有這種副作用，仍然要留意。

2. 原發閉鎖型青光眼

至於原發閉鎖型青光眼的好發族群具有下列特點：

⑴年紀在60歲以上。
⑵體型較嬌小的女性。
⑶具有遠視者。
⑷直系血親罹患有青光眼。

雖然多數原發閉鎖型青光眼病患的病程，也和開放型青光眼一樣在沒有明顯自覺症狀下，視神經逐漸遭到破壞。但是這類型病患的眼睛就像個不定時炸彈，其中一部分的人會經歷急性高眼壓發作，而哪些眼睛會急性發作？或什麼時候會急性發作？在目前則是無法預期的。因此針對這類閉鎖型青光眼病患，只要診斷確定，醫師就會建議施行雷射周邊虹膜穿孔治療，以降低未來急性發作的可能性。因為一旦急性發作，眼組織在短時間內會遭到嚴重破壞，甚至在緊急處理把眼壓控制住之後仍然無法復原。

青光眼的治療

目前唯一被證實可以有效遏止青光眼視神經病變惡化的治療策略，是降低病患的眼壓，使其達到視神經可以承受、不會進一步因疾病而加速退化的水平。通常在發現有青光眼時，視神經已嚴重退化的患眼，它能夠承受的眼壓較低，因此要將眼壓降到那麼低水平的困難度較高，也不見得能完全遏止病情的惡化；反之，如果在青光眼視神經病變尚屬輕微時，要將眼壓降低到患者視神經能承受的水平是相對容易的。

降低眼壓的治療方法可分為藥物治療、雷射治療與手術治療三大型式。目前已上市的青光眼藥物可分為六大類，醫師根據病患的青光眼分類、眼病過去史、內科病史和藥物過敏史等資訊，開立治療處方。雷射與手術方法也不只一種，醫師會根據病患的病情給予建議。一般而言，治療原發開放型青光眼會先採用局部點眼藥水治療，若治療效果不佳或副作用太大病患無法忍受，則考慮雷射治療甚至手術治療。治療原發閉鎖型青光眼通常會在給予藥物治療同時，建議執行雷射周邊虹膜穿孔術，雷射之後回診複查時再視情況決定後續的治療方法。

青光眼是可以治療的，治療的目的在於保存患眼剩餘的視覺功能，但對於已喪失的視覺功能是無法要回來的。如果能夠早期發現，接受專家的建議認真治療，定期回診複查，多數病患有不錯的機會可以終其一生保有工作與生活所需的視力，不見得一定會步上失明的不歸路。

Q&A

Q 什麼是眼壓？與青光眼有什麼關聯？

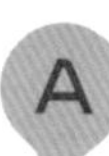

眼睛內部自有一套液體（與淚水無關）循環系統，由睫狀體分泌房水到後房，經由瞳孔流至前房，再經前房的小樑網組織排出。正常眼睛的房水分泌和排除之間維持一個美好的平衡，使眼球內壓力（簡稱眼壓）維持在該眼睛視神經盤所能承受的水平。青光眼患眼通常是因為房水排除路徑發生阻礙，使眼壓上揚到該眼視神經盤無法承受的程度。雖然多數正常眼的眼壓維持在12到20毫米汞柱之間，然而視神經盤所能承受的眼壓高低具有個別差異性，因此眼壓高於20毫米汞柱不一定就是青光眼，眼壓在一般正常範圍內也可能罹患青光眼。但是，一般而言，眼壓越高的族群，罹患青光眼的可能性越大。

Q 青光眼病患服用葉黃素、維他命B或銀杏有幫助嗎？

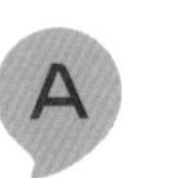

綜觀目前文獻，一般認為補充葉黃素、其他抗氧化分子或維他命B等保健品對青光眼病人是沒有顯著幫助的。病患除了配合醫囑，控制眼壓之外，建議應該建立均衡健康的飲食習慣，多食用天然、色彩鮮豔的蔬菜水果。例如葡萄（尤其是深色果皮的葡萄）、藍莓、草莓、覆盆子、核果、深綠色蔬菜（如波菜和球花甘藍）、馬鈴薯（紅馬鈴薯尤佳）、胡蘿蔔、豆類（如碗豆）等。另外魚類也富含有益身體的成分，吃糙米勝於吃白米、吃全麥麵包優於白麵包。雖然鼓勵多攝取這些食物，然而凡事不要走火入魔，仍要注意食物的均衡攝取。另外也要注意食物的新鮮度和調理方法，才不會讓營養流失。若喜歡，每天喝一杯茶（綠茶尤佳）或不是太濃的咖啡也不錯。

針對正常眼壓性青光眼且末梢血液循環不良（如容易手腳冰冷）的病患，若沒有其他禁忌（如容易流血等），而且在眼壓雖已經藥物或手術治療得到顯著改善，但視野缺損範圍仍持續擴大時，可以考慮服用銀杏，有時可幫助穩定病情。必須留意的是，降壓治療仍是最基本的，不可捨本逐末，而且如果要拔牙或接受任何手術前，必須提前停止服用銀杏。

Q **為什麼青光眼治療會失敗？**

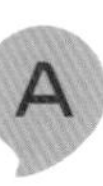

青光眼病程進展的速度因人而異，有些病患的病情來勢洶洶、難以控制。然而治療失敗最主要的原因是病患雖已被告知有青光眼，但是忽略「青光眼是需要持續治療，定期回診檢查，否則可能失明的疾病」這一事實，因而錯失一大段治療的黃金時間。直到視神經已遭嚴重破壞、甚至中心視力模糊了，才驚覺事態嚴重，懊悔不已，卻為時已晚。

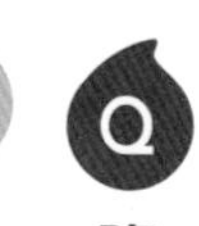

Q **降眼壓藥水使用上有哪些應注意的地方？**

A 正確使用降眼壓藥水可以達到最好的藥效，並降低副作用發生的可能性。訣竅如下：

1. 使用眼藥水的時間要依照時間周期按時重覆。換句話說，一天點1次的藥水最好是每天早上或每天晚上固定一個時間使用；若是一天點2次的藥水就是早上固定時間點1次，12個小時後再點晚上那1次。如此周而復始地按時用藥，眼壓的控制會比較平穩，減少日夜不同時間眼壓的高低起伏。

2. 點藥前先洗手，打開瓶蓋後，以一隻手將下眼瞼微微往下拉，眼睛朝上看，另一隻手持藥瓶在距離眼球約2到3公分處將藥水滴在下眼瞼與眼球間的凹陷處（圖6），隨即輕輕閉上眼睛，靜止不動3到5分鐘。這時眼球不必轉動，更不要反覆眨眼，如此能夠促使藥水作用到眼睛內部的組織，讓藥效較好。

3. 點完藥水，閉上眼睛的同時也可以用手指按壓眼內眥與鼻樑根部之間的部位數分鐘（圖7），以避免藥水經鼻淚管流到咽喉，進而減少全身性副作用發生的機會。

4. 若病患同時使用兩種以上的藥水，務必弄清楚每種藥水的點藥頻率，不要混淆了。

5. 若同一個時段（如早晨起床後）要點兩種藥水，兩者點藥時間需間隔5到10分鐘以上。

6. 藥水瓶要保持清潔，藥水滴口不能碰觸到手或其他物品。一般眼藥水都需要儲放在攝氏25度以下的環境，且須避開日曬或高溫，有些藥水還會有其他特殊的保存需求，病患需要留意使用說明。

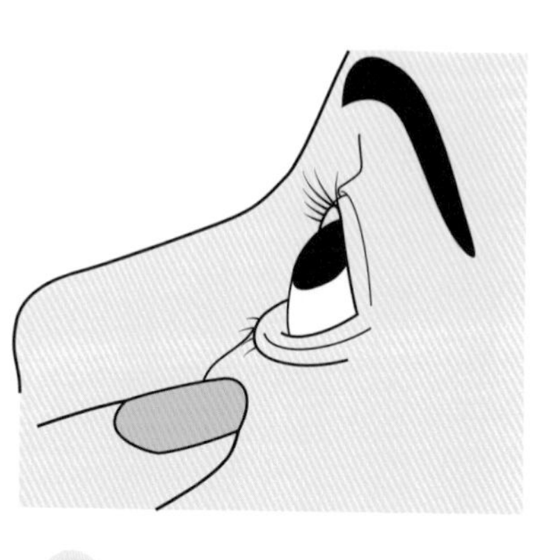

圖6 點藥水的正確姿勢

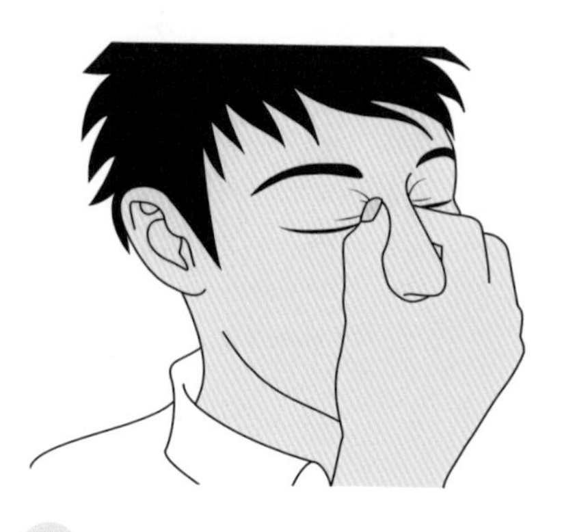

圖7 點完眼藥水按壓眼內眥與鼻樑根部的部位

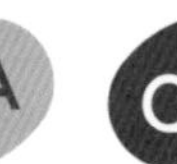

Q 眼藥水的效果會比口服或靜脈點滴注射來得差嗎？

A 許多人以為口服或靜脈點滴注射的藥才有治療效果，誤以為眼藥水不是藥，因而低估了眼藥水的治療功能，也低估了它所可能引發的副作用。

目前已上市的青光眼藥物都是降低眼壓的藥，且以眼藥水做為長期治療的主要方式。少數口服或靜脈注射劑型降眼壓藥物，比較適合短期或急性發作需要快速降壓時使用，因長期使用這些口服或注射藥物，全身性副作用會較局部點藥水來得大。

第8章

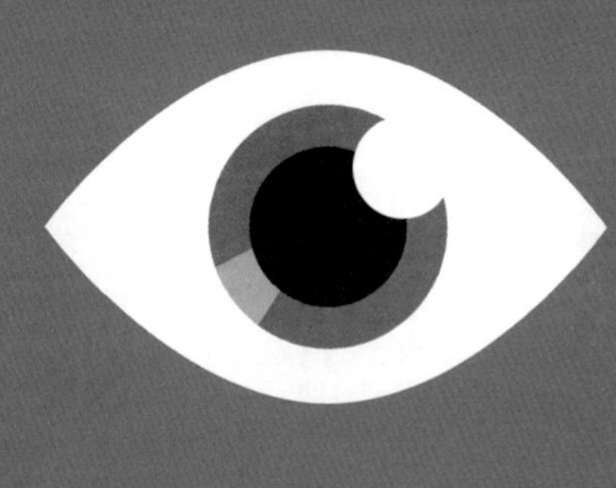

揮之不去的蚊子：飛蚊症與視網膜剝離

鍾雨潔、陳世真 醫師

第8章

揮之不去的蚊子：飛蚊症與視網膜剝離

病例1

55歲的陳女士憂心忡忡地前來門診，表示左眼最近突然出現好多小黑點，有時候還看得到像流星一樣的閃光，小黑點過了幾天不減反增，因此前來求診。醫師檢查後發現陳小姐的視網膜有裂孔，所幸沒有合併視網膜剝離。陳女士於是在門診接受了視網膜雷射光凝固術，做完雷射後雖然偶爾還是看得到小黑點，但慢慢越來越小了，讓她安心不少。

病例2

46歲的魏先生有800多度的近視，從30多歲開始就注意到眼前一直有一兩顆小黑點，這些年來沒有什麼變化，但幾天前感冒，在一陣子不停咳嗽打噴嚏後，突然小黑點一下子變多，並且伴隨有閃光，昨天開始眼前有一片水波狀的暗影，像蓋窗簾一樣從下方漸漸往上越蓋越多，才過了半天窗簾就蓋住視線的中央，嚇得他趕快到眼科就診。醫師檢查後發現魏先生視網膜已經有大範圍剝離，影響到黃斑部，需要手術治療。

病例 3

30 歲的廖先生是運動健將，時常與朋友約打籃球，1 個月前打球時被球友不小心打到右眼，由於休息一陣子之後沒有什麼異狀，因此不以為意，但前幾天右眼突然出現一大堆小黑點，且視野的左上方一直有一片陰影蓋住，點了在藥局買的眼藥水也沒有用，因此至眼科門診求診。檢查發現廖先生右眼有視網膜裂孔並合併周邊局部視網膜剝離，在醫師的解說及建議下，他在當天接受視網膜雷射光凝固術後，回家好好休息暫時不能打球，並且要按時回診追蹤。

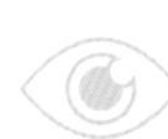

什麼是飛蚊症？

飛蚊症指的是病人視覺主觀上的症狀，不一定是黑點，也有可能是線狀圓圈形或片狀，這些形體會隨著眼睛的轉動而跟著移動。

在瞭解飛蚊症之前，先簡單介紹眼睛的構造：我們的眼睛有80%的容量是由玻璃體組成（圖1）。玻璃體是由水分、膠原蛋白、玻尿酸及少數細胞所組成的透明膠狀結構，就像蛋清一樣。玻璃體的功能是維持眼球的形狀並與視網膜最內層構造貼合，而玻璃體的混濁，會使從外界投射進來，經過角膜、瞳孔、水晶體、玻璃體，到達視網膜的清亮光線路徑，產生浮動的黑影，投射在視網膜上，而造成飛蚊症。

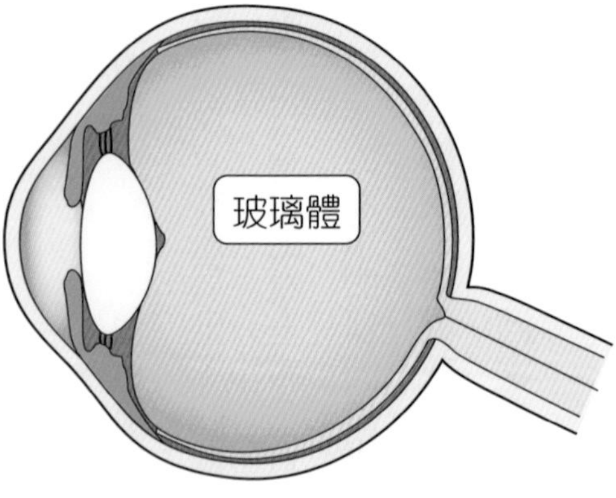

玻璃體

圖1 玻璃體

飛蚊症的成因

玻璃體在剛出生時是完全的膠狀構造，隨著年齡的增長，玻璃體會逐漸液化，造成玻璃體內的膠原蛋白及玻尿酸對視網膜的支撐力不均勻而崩塌。這些不均勻的膠原蛋白和不透明纖維，透過光線產生影子投射在視網膜上，就是俗稱的飛蚊症。

玻璃體液化通常是一個緩慢漸進的過程，在這個過程中，玻璃體會漸漸與視網膜分離（圖 2），稱為後玻璃體分離。由於液化後支撐力不均勻，且玻璃體與視網膜在某些區域的黏著特別緊密，因此在與視網膜分離的過程可能會對局部的視網膜產生拉扯。

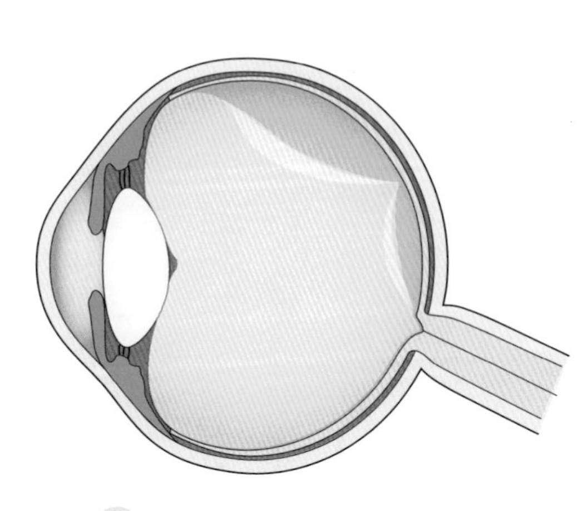

圖 2　進行中的後玻璃體分離

視網膜被拉扯時，會在拉扯處，產生局部閃光的感覺，尤其在暗室更明顯。這種閃光通常發生在單眼，範圍局現在周邊某處，很少在正中央，或者會大範圍移動。隨著時間，由於拉扯部位的放鬆，而在數天內改善。如果是雙眼對稱性的鋸齒狀閃光，而且會逐漸從中央擴散到周邊，歷時十幾分鐘，然後消失無蹤，則比較像是中樞神經引發的，例如像是合併偏頭痛的預兆。要分辨這兩種閃光形態的不同，可以交替遮眼，感受閃光是單眼或雙眼，注意兩眼有無對稱發生，並且移動眼睛，感受閃光，如果是單眼因為眼球移動而加劇，則應該看眼科。

玻璃體的液化與後玻璃體分離最常見的原因是年紀以及近視引發的退化。研究顯示，超過70歲的人當中，有超過一半的人玻璃體已經液化並產生後玻璃體分離。而高度近視的人，後玻璃體分離發生的年齡比沒有近視的人提早許多年。

依後玻璃體分離的狀況，可以分為以下幾種情形：

1. 若後玻璃體分離的過程中未對視網膜產生拉扯，則為單純的良性飛蚊症。

2.若過程中對周邊視網膜產生拉扯力量，則可能併發視網膜裂孔甚至視網膜剝離。

3.若對視網膜上的血管也有拉扯，則可能造成血管破裂進而產生玻璃體出血。

4.如果拉扯的位置正好在黃斑部，則可能產生玻璃體黃斑部牽扯症、黃斑部裂孔，或是有殘留的玻璃體，造成黃斑部皺摺。

飛蚊症的治療

大部分的飛蚊症都是單純良性的飛蚊症。一般而言，良性的飛蚊症並不會影響視力，並且可能隨著時間淡化或消失，故並不需要治療。目前有一些治療良性飛蚊症的方式，例如雷射或玻璃體切除術等，由於可能產生視網膜剝離或白內障等併發症，反而影響視力得不償失，或是治療不全，因此目前沒有定論。

若有新出現的飛蚊，請至醫院接受眼科醫師散瞳，做全視網膜檢查。由於散瞳後的6小時內視力會較模糊，因此於眼科就診時，請不要自行開車或騎車。就診時，請告知醫師重要的資訊，例如症狀出現在左眼還是右眼？什麼時候開始出現？從出現到就診時有什麼變化？

另外，若有以下情形，請務必儘快就診：

1. 突然出現的飛蚊症。
2. 伴隨閃光的飛蚊症。
3. 出現固定的黑影，像窗簾或水波紋，從視野的角落出現。

這些現象代表視網膜很有可能有裂孔或剝離，需儘快接受檢查。

視網膜裂孔及治療

視網膜裂孔指的是視網膜周邊因為退化或玻璃體拉扯而產生破洞。若散瞳檢查後發現有視網膜裂孔，則會用雷射光凝固術治療（圖3雷射前、後）。雷射光凝固術的目的是在視網膜裂孔的周圍，用雷射光束使視網膜產生黏連，使裂孔範圍不會擴大並且避免產生視網膜剝離。雷射光凝固術沒有傷口，不需要住院，在眼藥水麻醉下施行即可。但需要注意的是，雷射產生視網膜黏連的效果，約需要1個月才會穩固，因此在視網膜雷射光凝固術後1個月內，建議多休息且避免劇烈運動或提重物，並要配合醫師指示回診追蹤。

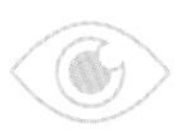

視網膜剝離及治療

廣義的視網膜剝離包含裂孔性視網膜剝離、牽引性視網膜剝離以及滲出性視網膜剝離。裂孔性視網膜剝離乃是

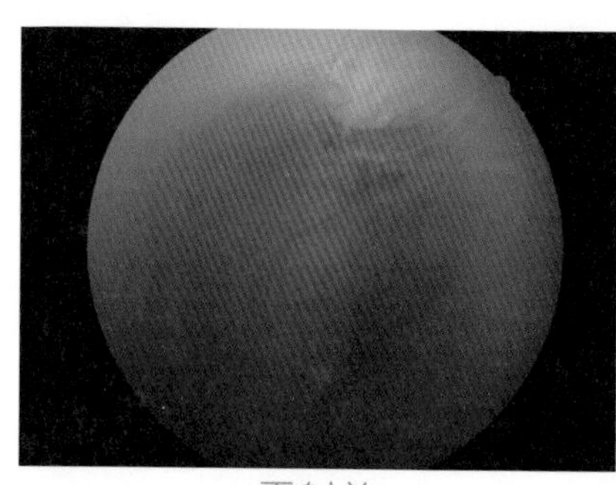

雷射前

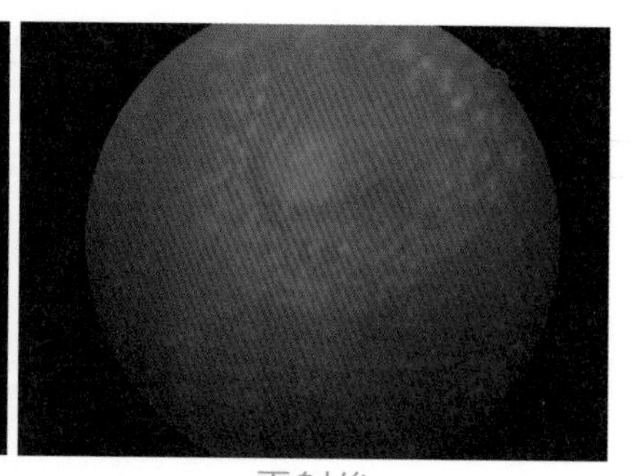

雷射後

圖 3 視網膜裂孔的雷射治療

負責感光的視網膜出現破洞，並因玻璃體的拉扯進一步造成視網膜與其下的色素上皮細胞層分離，水分進入視網膜下，使視網膜無法維持其感光的功能（圖4）。視網膜剝離可能造成視力永久性傷害，屬於眼科急症，須儘快在1週內處理。

在初期，局部周邊的視網膜剝離可以考慮用雷射光凝固術治療。但若視網膜剝離範圍較大，則需要以手術治療。手術的方式有許多種選擇，但治療的目的都是讓破洞封口、視網膜貼合。醫師會考量裂孔的數目、位置、性質、視網膜剝離的範圍、時間、有無纖維化，以及其他眼部和全身相關狀況，與病患討論解釋後安排最

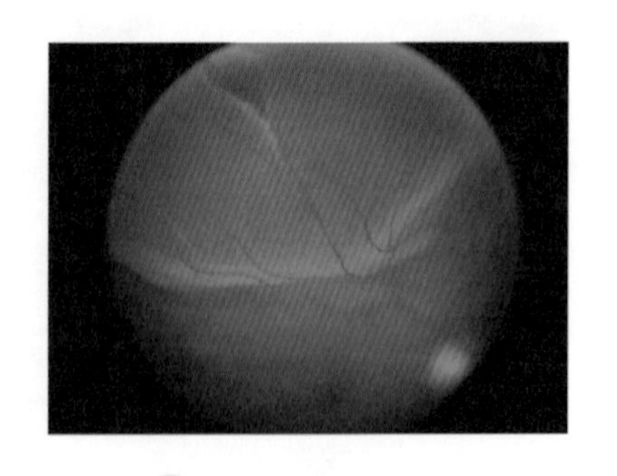
圖4　視網膜剝離

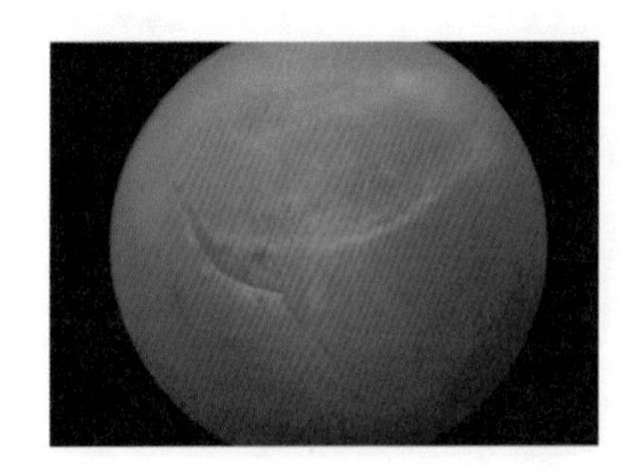
圖5　周邊視網模格子狀退化合併裂孔

表 1　視網膜剝離的危險因子

近　視	近視患者的眼軸比一般人長，視網膜也會較薄，玻璃體對視網膜的拉扯力量也較大， 玻璃體也會較早退化，較易產生視網膜裂孔及剝離。
眼部創傷	眼部的撞擊可能造成玻璃體的擾動並造成急性後玻璃體分離，進而造成玻璃體對視網膜的拉扯，產生裂孔及剝離。 而眼部創傷造成的視網膜剝離不一定會在受到撞擊的當下就產生， 遲發性視網膜剝離並不少見，研究顯示，約只有一至二成的人在撞擊當下就產生視網膜剝離， 五成的病人是在撞擊後的 8 個月內發現視網膜剝離。因此眼部創傷後，除了當下就要至眼科門診接受檢查之外， 若創傷後的 2 年內有突然增加的飛蚊或暗影， 也要提高警覺至眼科門診追蹤。
急性後玻璃體分離	研究顯示，急性後玻璃體分離中，其中有 14% 會伴隨視網膜裂孔， 若急性後玻璃體分離又伴隨著玻璃體出血，則視網膜裂孔的比例會高達七成。
年　齡	年齡相關的玻璃體分離可能造成視網膜裂孔及剝離。
周邊視網膜格子狀退化	在視網膜退化的位置，視網膜變得較薄，且玻璃體拉扯的力量更集中， 因此容易在這些地方產生裂孔及剝離（圖 5）。

合宜的處置。以下分別簡單介紹手術方式：

1.氣體視網膜復位手術（圖6）

手術先以冷凍治療將視網膜裂孔封住，再將特殊成分的氣泡注入眼內，利用漂浮的氣泡將剝離的視網膜推回原位，這樣的手術方式，適合用在裂孔在視網膜的上三分之二部分、單一裂孔或裂孔較集中的視網膜剝離。

2.鞏膜扣壓術（圖7）

屬於眼外手術，手術中先用冷凍治療將裂孔封住，再將矽質海綿或矽條從眼外往內頂，壓迫相對應的裂孔位置。目的在減少玻璃體對裂孔處的拉扯，並加速身體吸收視網膜下的積水，使視網膜復位。雖然是將鞏膜扣環固定在眼外，但手術後從外觀上看不出來。

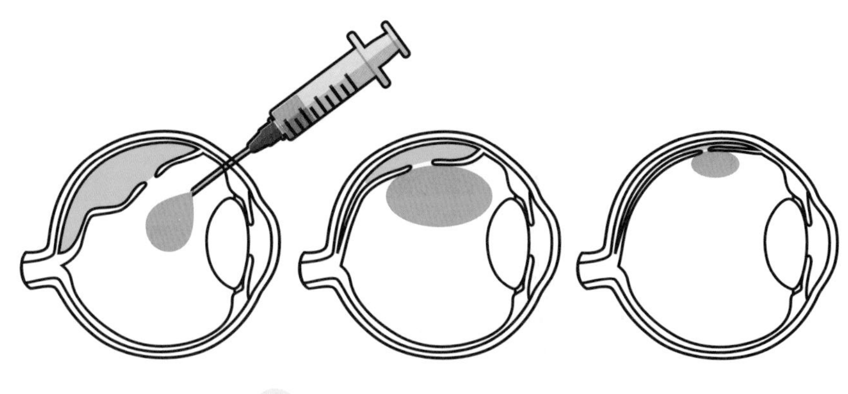

圖 6 氣體視網膜復位手術

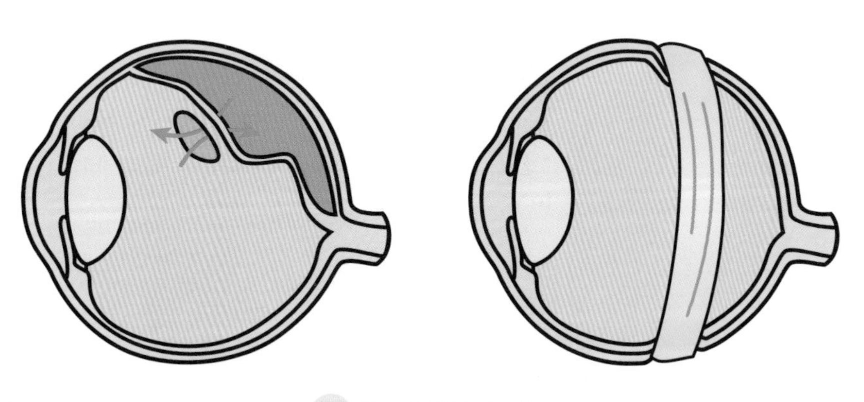

圖 7 鞏膜扣壓術

3. 玻璃體切除術（圖8）

屬於眼內手術，在眼球壁上製造小孔，並伸入器械將玻璃體切除，將視網膜下積水引流，並利用眼內雷射光凝固術將視網膜裂孔封住，最後會在眼球內灌入特殊成分的氣體或矽油，使視網膜穩定貼合。

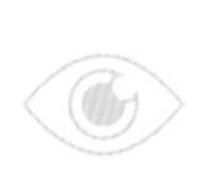

玻璃體黃斑部病變及治療

正常的黃斑部是平滑具有中央凹陷的（圖9）。如前述，玻璃體黃斑部病變通常與後玻璃體分離有關，若分離過程中造成玻璃體與黃斑部交界面的病變，則可能產生玻璃體黃斑部牽扯症、黃斑部裂孔，或黃斑部皺摺。這些病變都會破壞正常黃斑部的形態，造成視覺扭曲，字體縮小或放大。以下分別介紹：

1. 玻璃體黃斑部牽扯症（圖10）

發生在不完全後玻璃體分離時，玻璃體對黃斑部產生拉扯，造成黃斑部向上鼓起。光學同調斷層掃描儀（OCT）檢查可評估其嚴重程度。輕

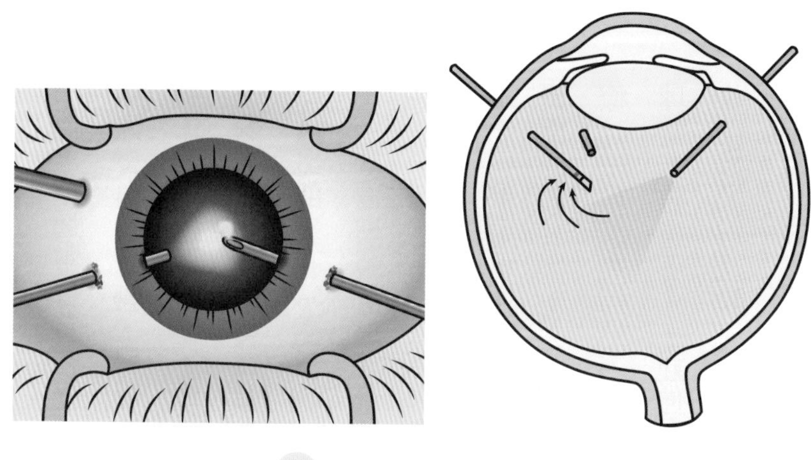

圖 8　玻璃體切除術

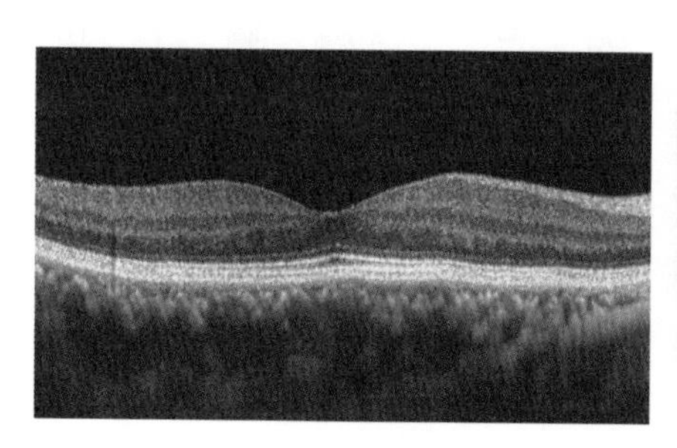

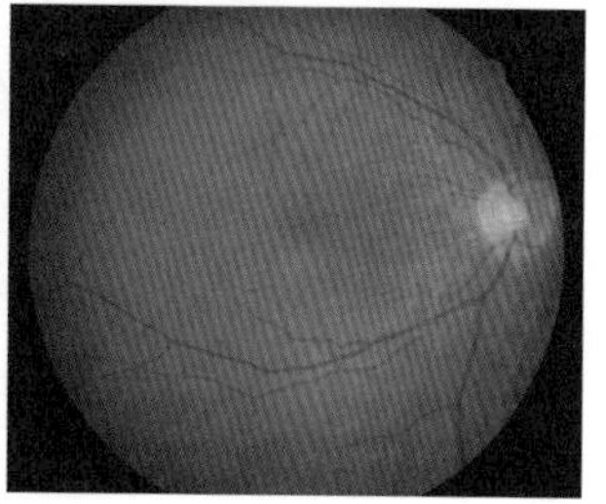

圖 9　正常黃斑部

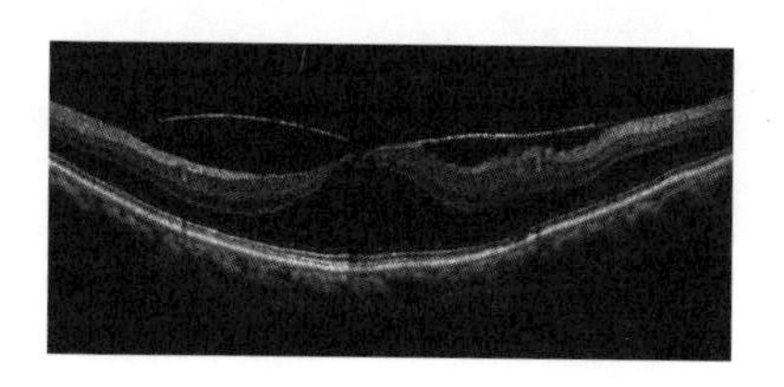

圖 10　玻璃體黃斑部牽扯症

微的玻璃體黃斑部牽扯症不會造成嚴重的視力損傷，但通常會有視覺扭曲的症狀。約有一半的病人會自行好轉，另外一半的病人會繼續退化。臨床上可選擇追蹤，或利用玻璃體內注射纖維溶解酶，將沾黏在黃斑部的玻璃體纖維分解。

2. 黃斑部裂孔（圖11）

當玻璃體黃斑部牽扯持續進行，則有可能進展為黃斑部裂孔。黃斑部裂孔因程度不同而分期，越晚期的黃斑部裂孔對視力的影響越大。黃斑部裂孔若影響視力達一定程度則需要手術治療。手術治療方式為玻璃體切除術，過程是在眼球壁上製造小孔，並伸入器械將玻璃體切除，移除它對於視網膜的牽引力量，再來視情況打入特殊染劑，並以器械小心撕除視網膜上的內限膜，

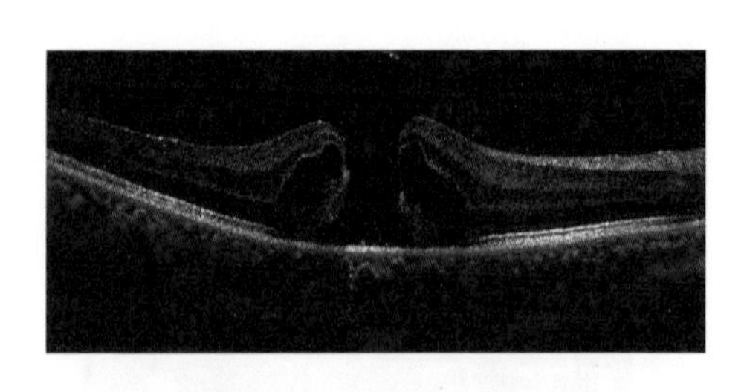

圖 11　黃斑部裂孔

使網膜鬆軟、不緊繃，以利癒合。術後須配合趴臥姿勢來提高手術成功率，並須定期回診追蹤。

3. 黃斑部皺摺（圖12）

黃斑部皺摺有點像是視網膜有傷口以後，身體的自然結疤修復反應。發生原因不明，通常發生在玻璃體剝離後的病人身上，推測可能在剝離後，有不正常的間質細胞增生，增生的組織拉扯黃斑部，使黃斑部增厚不平整，進而造成視覺扭曲或視力減退。原發性黃斑部皺摺好發在50歲以上的人身上，與性別無關。黃斑部皺摺其實不少見，約有10％～20％的患者雙眼皆會有不同程度的黃斑部皺摺。大部分的黃斑部皺摺對視力影響不大，且進展緩慢，建議定期追蹤即可。若黃斑部皺摺程度持續進展或造成不可忍受的視力

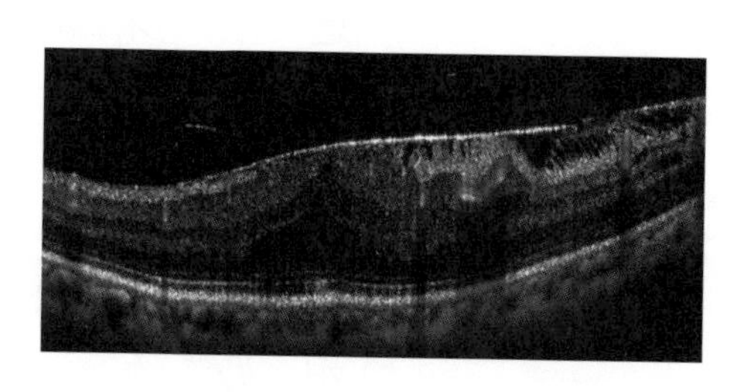

圖 12　黃斑部皺摺

減退或視覺扭曲，則需手術治療。手術治療方式為玻璃體切除術，並將增生膜及內限膜撕除，防止再發。

飛蚊症是常見的眼科問題，大部分的飛蚊症是正常的玻璃體退化，不需要處理。玻璃體的退化過程也可能造成黃斑部牽扯、裂孔或皺褶，而使視覺扭曲或視力減退，需要追蹤或手術治療。少數飛蚊症代表的是周邊視網膜裂孔、玻璃體出血，或是視網膜剝離的前兆，這時就需要遵從醫師的指示接受適當的治療，切勿延誤病情，而造成不可挽回的視力損失。治療後，也要依照醫囑休息並返診追蹤。

Q&A

Q 吃葉黃素可以避免視網膜剝離嗎？

A 葉黃素是對於老年性黃斑部病變有減緩退化的效果，視網膜剝離與老年性黃斑部病變不同，不是因為色素缺乏而引起，因此不需要特別補充葉黃素。

用雷射矯正近視，是否就能避免視網膜剝離？

A 不能。雷射矯正近視是藉由矯正角膜的弧度，來達到降低近視度數的效果，並無法改變眼軸長度。因此高度近視患者，雖然度數已經正常，但是眼睛裡面的玻璃體、視網膜不變，在近視雷射手術後仍存有視網膜剝離的風險。

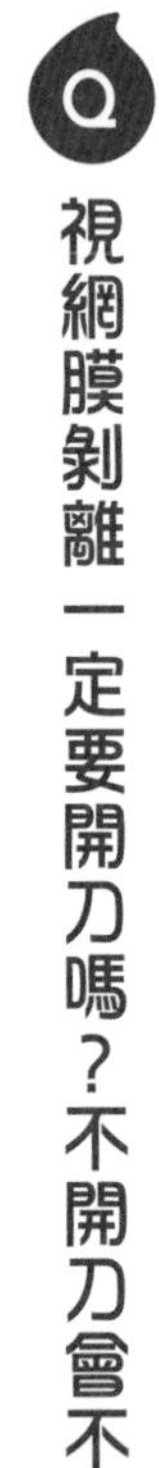

視網膜剝離一定要開刀嗎？不開刀會不會自己好？

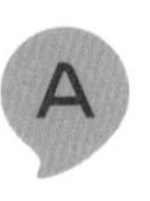

一般而言，視網膜剝離是需要手術處理的，少數周邊的局部視網膜剝離可用雷射治療，但仍是有剝離範圍擴大而需要手術的可能。不開刀的話不會自己好，且視網膜剝離的範圍將漸漸擴大，影響到整個視野，視網膜將會纖維化進而造成視力完全喪失或眼球萎縮。

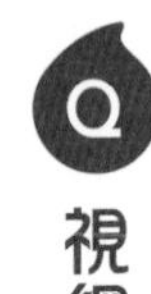

視網膜剝離復位手術的成功率如何？可能產生什麼併發症？

一般而言，手術後視網膜成功貼合的機率為八至九成。視網膜貼合後約4至6個月視力會達到穩定。影響手術後視力的恢復狀況最重要的因素為術前視網膜剝離範圍是否影響到黃斑部、術前的視力、有無合併其它併發症，包括出血、脈絡膜剝離、增殖性結疤等等。術前若黃斑部未被影響，則有八成的病人視力可望恢復到至少0.5或更好，但若術前剝離範圍已影響到黃斑部，則術後約只有三成到五成的病人可恢復到0.5。手術後視力的恢復狀況也與視網膜剝離的時間有關，剝離越久，則視力恢復的比例越低。

視網膜復位手術可能產生的併發症如下：

1. 復發性視網膜剝離：雖然手術成功率高，但仍會有約一成的病人產生復發性視網膜剝離。最常復發的時間在術後2個月內，因此術後應好好休養避免劇烈運動，並配合醫師指示回診追蹤。
2. 玻璃體出血。
3. 角膜水腫及角膜上皮癒合不良。
4. 增殖性玻璃體視網膜病變。
5. 眼內炎。

Q 視網膜剝離復位手術後有哪些注意事項？

A

1. 氣體視網膜復位手術

(1)配合姿勢調整頭部位置：目的是讓氣泡可以頂在視網膜破洞的位

置，阻止液化的玻璃體液透過洞口鑽進視網膜下。此為手術能否成功的關鍵之一，務必要好好配合醫師指示。

⑵眼壓升高：部分病人術後幾天眼壓會短暫升高，醫師將會視情況給予降眼壓藥物調整。

⑶避免平躺：平躺時非但氣泡無法壓迫視網膜，且會接觸到水晶體，可能造成續發性白內障。

2.鞏膜扣壓術

⑴平躺休息：避免眼球轉動以幫助視網膜下積水吸收。

⑵眼壓升高：部分病人術後幾天眼壓會短暫升高，醫師將會視情況給予降眼壓藥物調整。

⑶屈光情況的改變：環形的鞏膜扣壓術後會改變眼軸的長度，造成近視度數的增加，局部的鞏膜扣壓術會暫時造成散光度數及軸度的改變。這些變化通常很輕微，可以待視網膜穩定後，視情況調整眼鏡度數即可。

3.玻璃體切除術

(1)術後趴臥：在術後的數天至兩週內，需配合醫師指示採臉部平行地面的趴臥姿勢，原因是氣體或矽油會往上飄浮，臉朝下趴臥時，氣體或矽油能接觸視網膜，並提供支撐視網膜復位的力量。

術後初期須嚴格趴臥，每天至少16小時以上，此為手術能否成功的關鍵之一，請務必遵照醫師指示。由於這段時間的趴臥，身體動作受到限制，會非常不舒服。有時甚至會雙眼、臉部浮腫或失眠。所以可要求醫師給予肌肉鬆弛劑、安眠劑。另外，可以做一些頭頸部伸展運動，不要讓肌肉太緊繃。短時間如十幾分鐘的運動，對視網膜的貼合影響不大。

(2)眼壓的變化：部分病人術後幾天眼壓會短暫升高或降低，醫師將會視情況給予相關處理。

(3)術後白內障：玻璃體手術後的眼睛，80%會在2年內產生白內障。若產生白內障，初期可能會造成近視度數加深，用正確度數的眼鏡矯正即可；但後期眼鏡也沒辦法矯正時，就要接受白內障手術來改善視力。

Q 視網膜復位手術後可以滑手機嗎？

A 不建議。滑手機、看書、打電腦等等的近距離用眼工作，會讓眼睛看著螢幕上下左右移動，其實眼睛是無法得到充分休息的，因此手術後2、3個月應避免此類活動。

Q 視網膜復位手術後，飲食需要注意什麼？

A 並沒有需要特別注意的地方，一般正常均衡飲食即可。

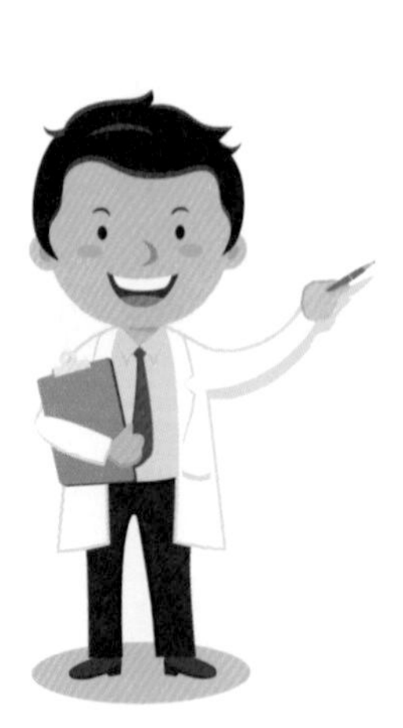

第9章

蔡芳儀、陳世真 醫師

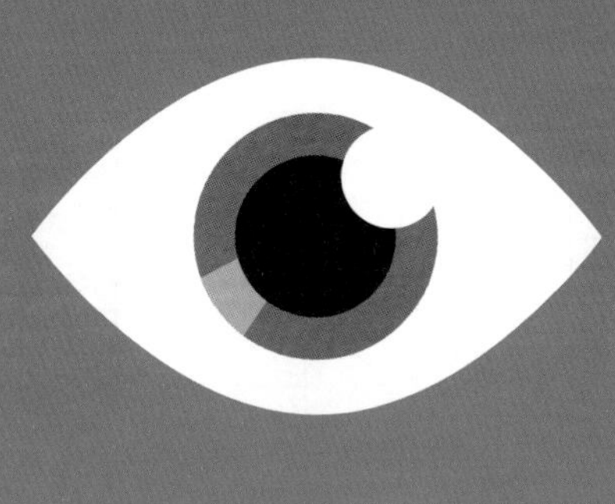

馬路怎麼是歪的：老年性和高度近視黃斑部病變

病例
什麼是老年性黃斑部病變？
老年性黃斑部病變的治療
什麼是高度近視黃斑部病變？
高度近視黃斑部病變的治療
Q&A

第9章

馬路怎麼是歪的：老年性和高度近視黃斑部病變

病例1

陳先生年過70，平時不菸不酒，飲食正常，每天固定會到住家附近公園快走半小時，兒女也常買些顧眼睛、膝關節的健康食品來孝敬他，他覺得人生很有意思。今年應一雙兒女的安排進行健康檢查時，眼科醫師卻告知他有早期老年性黃斑部的退化，建議定期回診追蹤，讓他頗為納悶，明明身體一向硬朗，自己也覺得目前看東西還算清楚，為何會患上這樣的疾病？

病例 2

朱女士是位屆齡退休的國中老師，雖然有高血壓病史，但過去十多年來都服藥控制良好。本來打算可以好好利用退休後的空閒時間做些喜歡的事情，但最近1、2個月讀晨報時卻發現左眼看東西比較模糊，尤其中央部分的字體雖勉強可辨識，但感覺像是蚯蚓一樣扭曲，甚至越來越嚴重，造成很大的不方便。到了大醫院的眼科做了許多檢查，最後被診斷有濕性老年性黃斑部病變，醫生建議需要做眼球內的藥物注射治療。朱女士聽到眼睛要打針嚇了一大跳，連珠炮般的問題油然而生：這樣安全嗎？難道沒有別的方法？又擔心繼續拖下去是不是以後會什麼都看不到？

病例 3

50歲的賴先生從年輕時起就有雙眼超過一千度的高度近視，這麼多年下來倒也習慣和厚重的眼鏡為伍，但最近偶然閉起右邊眼睛，發現單用左眼看東西時中間地帶會有一小塊較暗，因為聽說高度近視的人容易有眼睛的毛病，趕緊找時間到眼科診所做散瞳眼底檢查。醫師告訴他週邊視網膜沒有特殊狀況，但左眼懷疑有高度近視的黃斑部病變，需轉診至大醫院做進一步的確認。賴先生本以為黃斑部病變是更為年長的人才會有的，原來高度近視也可能會有黃斑部病變？

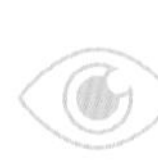

什麼是老年性黃斑部病變？

視網膜黃斑部

我們常說眼睛是「靈魂之窗」，是因為它是唯一能讓我們看到這繽紛世界的器官，視覺也是人類最為重要的一種感官；眼球內的構造各有其功能，「視網膜」位於眼球後部的最內層（圖1），由許多感光細胞排列而成，其厚度很薄，不到1公釐，能夠感受投射入眼睛聚焦的光線，轉換成腦部可以讀取的訊號，最終變成栩栩如生的影像；視網膜底下是有富含血流的脈絡膜層，再其外才是我們看到俗稱眼白的鞏膜層。

假使將眼球比喻為一臺相機，視網膜就是類似傳統相機中的底片，或是數位相機中感光元件的構造。而「黃斑部」位在視網膜的中央區域（186頁圖2），具有排列緻密的感光椎狀細胞，負責精細視覺和顏色視覺，也是提供我們中心視力的最重要部位，因為這個中央區域會含有一些黃色色素，於是被叫做黃斑部。構造及功能良好的黃斑

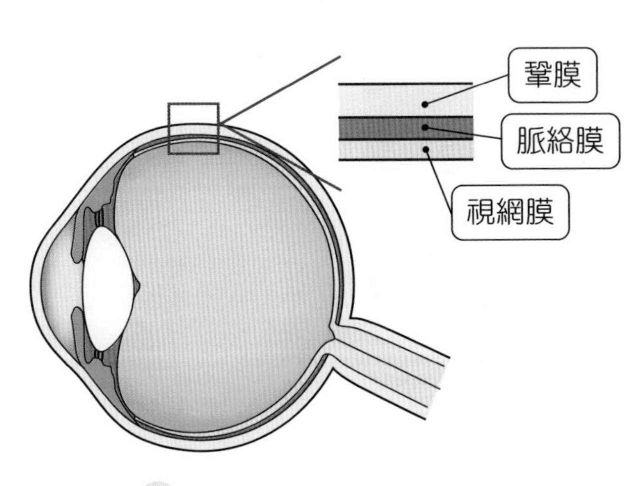

圖 1　視網膜、脈絡膜與鞏膜

部，是提供我們清晰視力的必要條件之一，尤其對於閱讀、駕駛、看電視、使用電腦、辨識人臉等日常工作特別重要。

黃斑部病變的症狀

僅管來源的疾病原因有所不同，具有黃斑部病變的患者，在症狀上有時頗為相似，可能出現視力模糊、視覺影像扭曲（變大、變小、彎曲）和視覺中心暗影等（圖3）。影響的範圍與程度和病灶本身有關，可能單眼發生，或雙眼先後發生。

由於黃斑部本身就是提供中心視覺的功能，若疾病未大範圍牽涉視網膜的其他部位，通常主觀上表示中間看不清楚，但週邊視野受到影響較小。

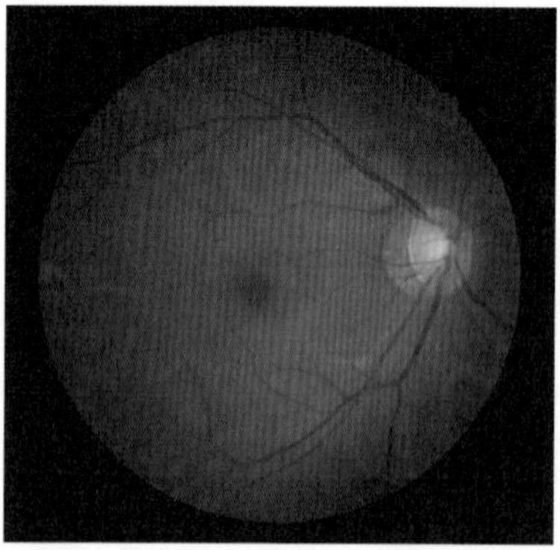

圖2　位在視網膜中央區域的黃斑部，由於含有豐富黃色色素，會呈現較為深黃色

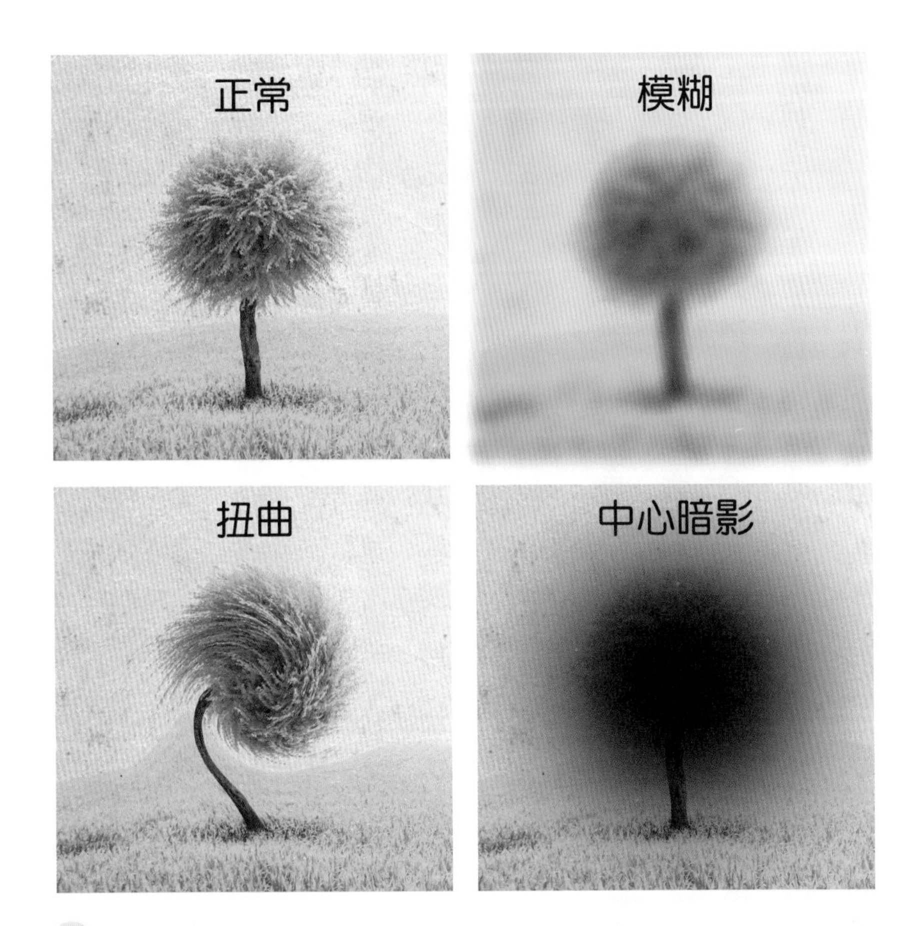

圖 3　因黃斑部病變影響而視野出現模糊、扭曲或出現中心暗影的狀況

黃斑部病變的成因

事實上因為黃斑部僅是視網膜上一個位置的名稱，因此許多影響到這個區域的眼科疾病，都可能造成黃斑部病變，例如常見的老年性黃斑部病變、高度近視合併黃斑部病變、糖尿病視網膜病變合併黃斑部水腫、視網膜靜脈阻塞合併黃斑部病變、黃斑部皺摺或裂孔，以及其它遺傳性、藥物性、創傷性等各式各樣的黃斑部病變，難以列舉窮盡（圖4）。

老年性黃斑部病變

全身上下的部位隨著年齡增長都可能逐漸老化，就像年紀大了頭髮會花白、膝關節軟骨用久了可能耗損一樣，黃斑部也不例外。經年累月的氧化傷害，會導致視網膜色素上皮細胞功能退化，以及之後一連串感光細胞代謝不良與功能缺損，脈絡膜層也會受到影響，產生形式特殊的病變。這種原因導致的黃斑部病變，醫學上特稱為老年性黃斑部病變。

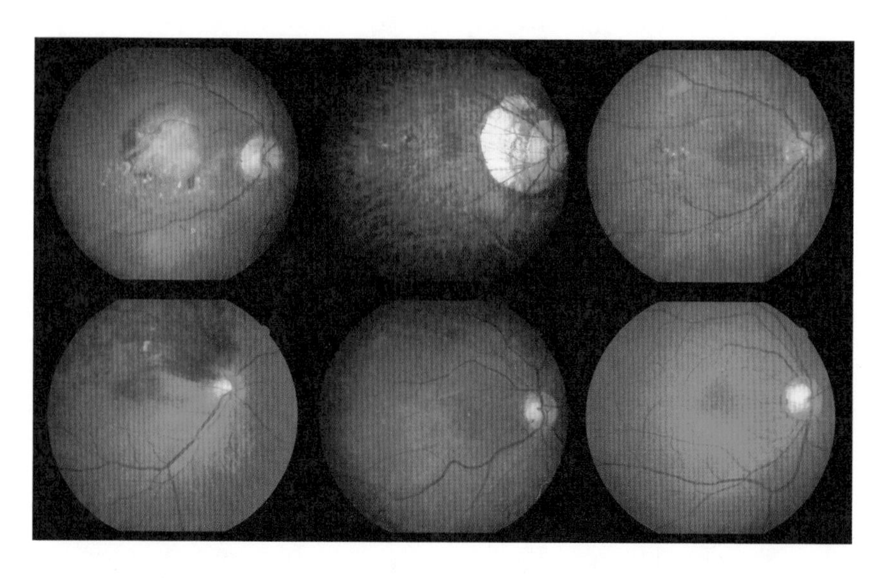

許多疾病都可能發生黃斑部病變。例如（上排由左至右）濕性老年性黃斑部病變、高度近視合併黃斑部中心結疤、糖尿病造成視網膜出血及黃斑部水腫、（下排由左至右）視網膜分枝靜脈阻塞合併大量視網膜出血及黃斑部水腫、黃斑皺摺、黃斑裂孔

圖 4　各種成因的黃斑部病變

老年性黃斑部病變是造成50歲以上老年人中心視力嚴重減退的最重要原因，以臺灣地區來說，包含了如北投、馬祖、石牌等的研究，都顯示視力減退的發生率隨年齡上升而逐漸增加，其中除了白內障，另一個重要原因就是老年性黃斑部病變。臺北榮總團隊在石牌地區所做流行病學調查發現，65歲以上老年人中有老年性黃斑部病變的比例達到9.2%。

老年性黃斑部病變的分類

1. 早期／晚期

若依照疾病演變的時間順序，老年性黃斑部病變可以分為早期及晚期。「早期」病變是在黃斑部出現視網膜色素上皮細胞的萎縮變性，再導致視網膜感光細胞受損，最為典型的病灶是眼底檢查會觀察到代謝產物堆積而成的顆粒狀黃白色結節（圖5），或是色素上皮細胞的色素變化。此種型態的病例較多，一般說來病程進展速度較慢，影響相對較小，大多數人的病變只會停留在這個時期。

部分早期的患者可能進展到「晚期」老年性黃斑部病變，指的是大範圍的黃斑部細胞萎縮，或是視網膜下的脈絡膜形成不正常的新生血管，這些不健康的脆弱血管很容易滲漏出組織液或出血（圖6），造成視網膜各層次的破壞。感光細胞因而受損甚至死亡，並出現黃斑部水腫、視網膜甚至玻璃體出血、黃斑部結疤等後遺症，病情會快速惡化，並會嚴重影響視力及視覺品質。

2. 濕性／乾性

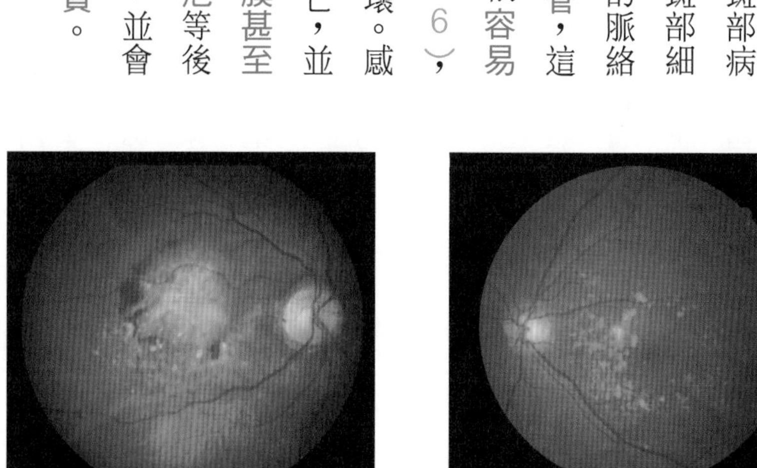

圖 5　早期老年性黃斑部病變可以在眼底看到許多顆粒狀黃白色結節

圖 6　晚期黃斑部病變出現不正常脈絡膜新生血管，合併有黃斑部出血、水腫、結疤

若依照病灶特性來分類，因著脈絡膜新生血管容易滲漏的特性，這樣的病灶特別稱為「濕性」老年性黃斑部病變，約占了整體病例的10～15%左右，而另把其他的大範圍萎縮或是結節稱為「乾性」病變。濕性老年性黃斑部退化雖然占所有老年性黃斑部病變的比例較低，但九成以上的視力嚴重衰退，都是因濕性而起。

老年性黃斑部病變的治療

老年性黃斑部病變的檢查

由於人有兩隻眼睛，若是比較不敏感的人，有可能一隻眼睛的病變已經嚴重了，但因為另一眼還能看得到東西，所以沒有發現自己眼睛發生問題。因此首先可以進行自我檢測，分別用手或紙張將一眼遮住，用另外一隻單眼來試著看遠看近，留意在視野中央是否出現扭曲或暗影。除此之外，阿姆斯勒方格表是個方便的小工具（圖7），在充足的光線

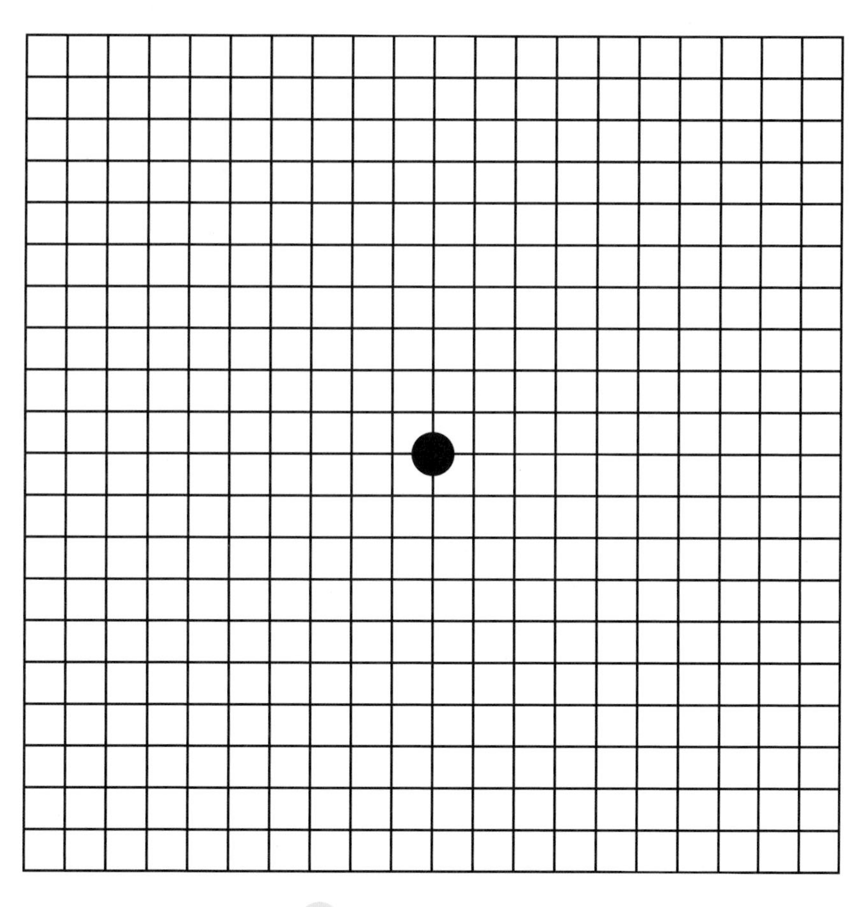

圖 7　阿姆斯勒方格

及適當的老花眼鏡輔助下，一樣分別以單眼來注視這特殊方格紙的中央點，感覺是否有歪曲線條或模糊區域，如果有疑慮，應盡速就醫。到了醫療院所求診，醫療團隊會做視力及眼底檢查，如有臨床必要，會再進一步安排非侵入式的光學同調性眼底斷層掃描、侵入式的螢光眼底攝影等相關檢查，來做為診斷的輔助及後續治療的指引。

老年性黃斑部病變的治療

1. 乾性

以退化為主的早期或乾性病變，目前尚無確定且有效的治療方式，應注重預防的角色。

2. 濕性

濕性的老年性黃斑部病變因為病程變化迅速、疾病嚴重度較高，則應該積極治療。過去曾使用過光凝固雷射療法或光動力治療，但由於研究顯示療效有限、對於病灶位置的要求較高，而且可能造成部分視網膜損傷，近來臨床上已較少採用。

目前全世界最廣泛的治療方式是注射抑制血管內皮細胞生長因子藥物至眼球內的玻璃體腔（圖8），這些藥物會擴散到視網膜病灶的位置，經由藥物作用，控制不正常的新生血管增生，減少視網膜出血或水腫，以求穩定，進而改善視力。但通常需要多次注射，平均1年內至少需7到9針的治療，而且有復發之可能，需要定期回診追蹤。

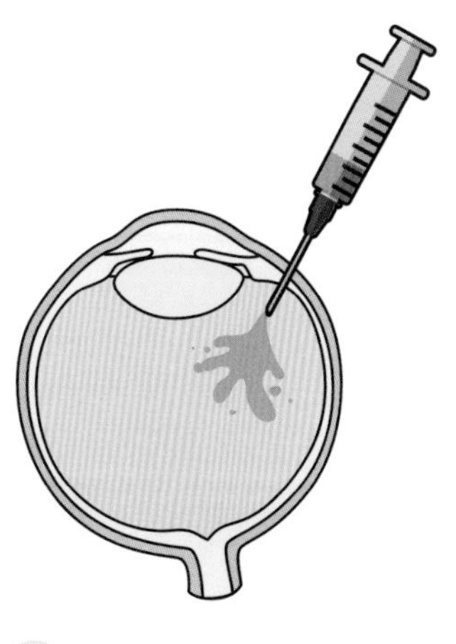

圖8 眼球內藥物注射術

上述方式一般會透過極細的針頭將適量藥物經眼白部分的特定區域直接打進眼球內，再依相關照護說明與時程回診追蹤。根據統計，這種注射術安全性高，但仍然可能有相關併發症，進而影響視力。因注射而起的併發症包括眼內出血、感染、視網膜剝離、急性高眼壓、水晶體傷害等等，其中除眼內出血比例約1%外，其餘併發症的單一注射發生率皆小於1%。

另外依照每個人的體質及健康狀態不同，藥物本身也可能引起少數案例的眼內過敏反應、全身高血壓、心腦血管栓塞、腸胃道出血等等。所以在與醫師討論治療方式的時候，應該告知醫師自己的身體狀況，例如過去曾有高血壓、心血管疾病、腦中風病史、腸胃道出血等等，雙方經過充分評估討論後再接受治療。

由於個體的差異，每個人的反應、病程發展、視力的恢復情況皆會有所不同，無法一概而論，建議須定期回診追蹤病況。因為這些新生血管很容易復發，即使接受過治療，病情已回穩，平日仍應如上述的自我單眼交替檢查，留意視力有沒有變化。

什麼是高度近視黃斑部病變？

高度近視指的是近視度數超過600度以上，或是眼軸前後徑長度大於26.5公厘，約占了所有近視患者比例的11～14%。當眼球前後距離在生長過程中越拉越長，眼球內的所有組織都會受到影響，就像是把一塊彈性橡皮拉長，它的厚度就會隨之變薄一樣，作為眼球牆壁的鞏膜、供應血流的脈絡膜、感光成像的視網膜等部位都會變薄，並發生相關的病變，此外也容易發生白內障、青光眼等。

高度近視黃斑部病變指的是因

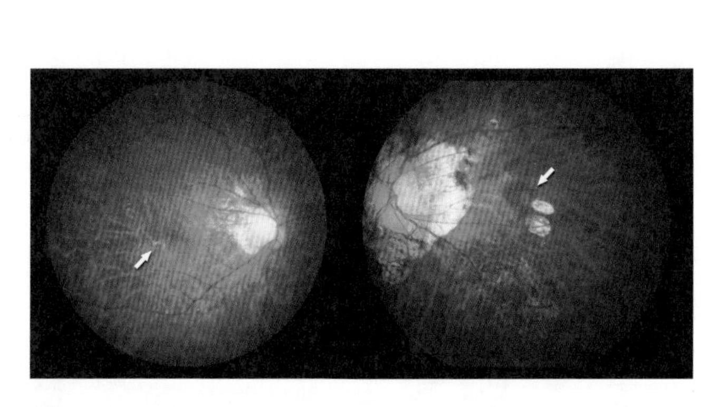

圖9 高度近視合併黃斑部病變有各種樣貌，例如漆裂樣紋路（左）、不正常的新生血管及黃斑部萎縮結疤（右）

高度近視伴隨的一系列視網膜黃斑部的特殊變化，如漆裂樣紋路、後葡萄膜鞏膜外突、脈絡膜新生血管、大範圍脈絡膜或視網膜萎縮等（197頁圖9），依程度的不同有相關醫學專用分級。

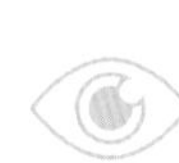

高度近視黃斑部病變的治療

最理想的狀態當然是不要具有高度近視，畢竟預防重於治療，我們應該致力於避免發生高度近視，才不會有高度近視黃斑部病變。由於大部分的高度近視，是因為近視控制不佳而逐步發展出來，因此，相關措施應從小做起，降低近視的發生和惡化。

倘若已具有眼軸拉長造成的高度近視，有時黃斑部下的基底層容易破裂，接著其下的脈絡膜可能出現新生血管，並向上生長延伸。這些不健康的脆弱新生血管占據本來正常細胞所在空間，容易滲漏出血、萎縮結疤，傷害感光細胞，導致中心視力下降、出現影像扭曲、視覺暗影。此時應該趕緊就醫診治，減低進一步的傷害。由於高度近視黃斑部病變的患病平均年齡比老年性黃斑部病變來得低，患者多半都屬於仍具有工作能力的族群，因此視力不良對於個人、家庭、社會影響較大，更當謹慎小心、積極治療。

另外，由於眼軸拉長，在眼球內的玻璃體可能跟不上眼球外壁的向外擴展，因此夾在中間的視網膜會產生劈裂：內層的視網膜和玻璃體相連，外層的視網膜和脈絡膜、鞏膜一道，視網膜因此從中間被拉開，一分為前、後兩片。

劈裂早期不會影響視力，因為雖被拉開，仍有許多傳導細胞相連。但是，如果黃斑部正中央的感光細胞被拉離色素細胞，產生局部的視網膜剝離，或是拉出黃斑部裂孔、黃

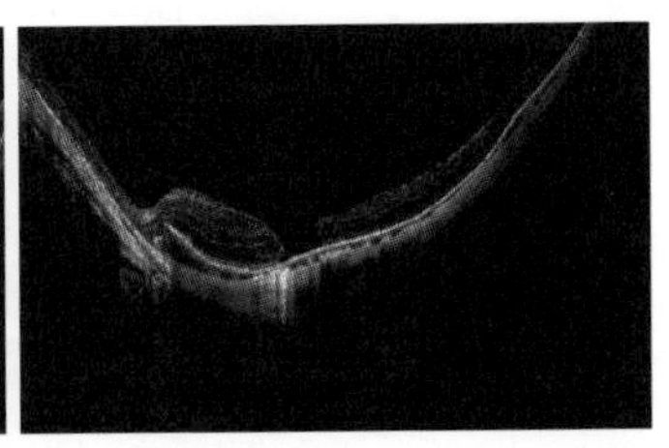

圖 10　光學同調性眼底斷層下顯示的高度近視黃斑部病變，例如黃斑部劈裂（左）、黃斑部裂孔（右）

斑部裂孔性視網膜剝離，此時就應該接受視網膜的手術。診斷上，必須借重前述的光學同調性眼底斷層掃描（199頁圖10）。

針對高度近視合併黃斑部新生血管的治療首選，亦是直接注射抑制血管內皮細胞生長因子到玻璃體內，藉藥物抑制已生長的脈絡膜新生血管、減少出血與組織液滲漏，最後使其萎縮，以保存其餘視網膜感光細胞的功能。和濕性老年性黃斑部退化的新生血管不同之處，在於高度近視黃斑部退化的新生血管在注射的針數上少很多，1年內大都只需要2～4針的治療，就能讓病情穩定。

不過，長期的追蹤發現，最終造成視力減退的是黃斑部的萎縮，而不是新生血管的疤痕。這些萎縮的發生，主要是因為脈絡膜血管層的變薄，甚至消失，使視網膜得不到滋養。這種類似「乾性」的退化，目前沒有治療的方法。

而高度近視導致的黃斑部裂孔或局部視網膜剝離等合併症，是因為眼軸增長造成的視網膜構造異常，使用抑制血管內皮細胞生長因子藥物注射是沒有用的。解決之道要靠玻璃體切除術等外科手術，因手術精細，須尋求視網膜專科醫師的診治矯正。

視網膜黃斑部可以說是靈魂之窗的靈魂，構造精細、功能重要，是人類與外界環境的重點連結。老年性和高度近視黃斑部病變是這個部位常見的疾病，民眾應該懂得自我檢測，早期發現、早期治療。配合健康的飲食、活動、生活習慣，以及全身健康狀態控制，讓銀髮族也能擺脫年齡束縛，達到身、心、靈的平和狀態，從心所欲地徜徉於這美麗的大千世界。

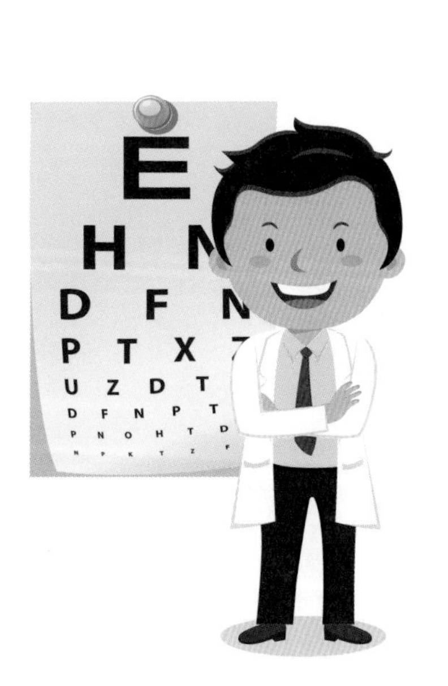

Q&A

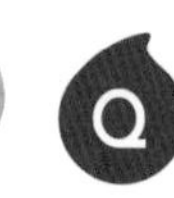

老年性黃斑部病變如何預防？

A 年歲增長無法逆天，先天遺傳難以改變，要預防老年性黃斑部病變，須從後天的因子來著手：

1. 首先應該要戒菸、遠離二手菸，因為香菸中已知有許多傷害視網膜的成分。
2. 於戶外活動時配戴棕褐色太陽眼鏡避免陽光直射，並有適度運動、正常作息、均衡飲食等健康的生活習慣。
3. 另外若是已診斷有三高或其他系統性疾病的朋友，應該配合內科治療，好好控制自己的血壓、血脂、血糖。
4. 一些已具有中後期黃斑部病變的朋友，飲食上攝取適量的抗氧化劑及維生素也可以減緩疾病的進展。

Q 什麼樣的人容易有老年性黃斑部病變？

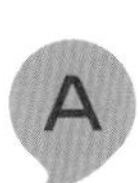

當韶光逝去，時間對每個人都公平，現代科學還無法讓人真正「凍齡」甚至「返老還童」，但確實會有一部分的人比較容易得到老年性黃斑部病變。

先天的基因遺傳占了一定程度的因素，因此家族史可以供作參考。然而有家族史的人不必杞人憂天，沒有的人也並非可就此高枕無憂，因為後天的危險因子包括了吸煙（包括二手菸）、高血壓、高血脂、過度的日光照射等也是會大大地影響疾病的發生及嚴重性，其中又以吸菸的傷害性最為嚴重。

第10章

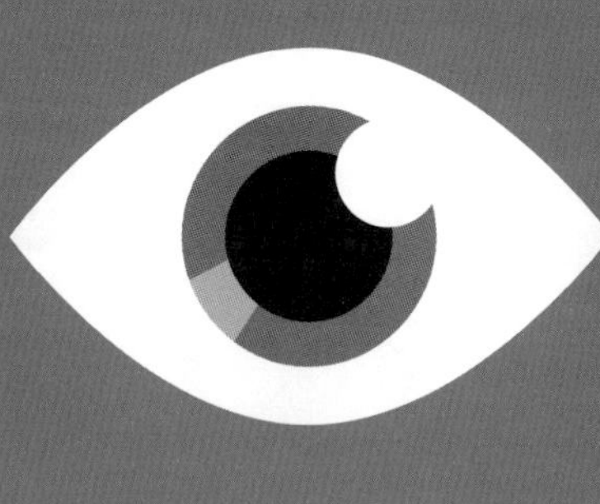

甜蜜的負荷：糖尿病和血管阻塞性視網膜病變

黃怡銘、陳世真 醫師

病例

什麼是糖尿病視網膜病變？

糖尿病視網膜病變的治療

什麼是血管阻塞性視網膜病變？

血管阻塞性視網膜病變的治療

Q&A

第10章

甜蜜的負荷：糖尿病和血管阻塞性視網膜病變

病例1

72歲的吳女士是3個孫子的阿嬤，糖尿病已經超過15年，目前使用胰島素控制中。因為飲食不忌口，導致血糖控制不佳。最近覺得視力越來越差，電視連續劇都看不清楚，因此到眼科檢查。經醫師詳細檢查後，安排1週後接受眼底螢光攝影，並且被告知，可能需要接受雙眼全視網膜雷射術。

病例2

62歲的張先生是第一型的糖尿病患者。患病超過20年，腎臟功能也已經受損，目前每週要去診所洗腎3次。過去也曾因糖尿病視網膜病變，接受過雙眼全視網膜雷射術。打完雷射後，因為視力沒有變化，因此好一陣子沒有去眼科追蹤了。昨天早上睡醒的時候，發現右眼幾乎完全看不到，並且可以看到好像有血在眼睛內流，嚇得趕緊到眼科門診檢查。檢查後診斷為玻璃體出血，並無視網膜剝離情形，因此，醫師建議先吃止血藥，觀察2～4週，再回診。

病例3

48歲的黃先生糖尿病大約5年，因工作繁忙，飲食不正常，只有3年前檢查過一次視網膜，當時是沒有病變的。最近覺得上班看電腦螢幕時，雖然都看得到，但總覺得比較模糊，好像有東西擋住，認為可能是老花眼加重，因此到眼鏡行想換副老花眼鏡。眼鏡行告訴黃先生，雙眼矯正視力皆不佳，因此建議他去眼科就診。在醫師做了散瞳眼底檢查後，又安排了眼底螢光攝影及視網膜斷層掃描，診斷為糖尿病所引起的黃斑部水腫，建議施打眼內藥物注射，並且可能要接受不止一次的眼內藥物注射，另外還要輔以全視網膜雷射治療。

病例4

74歲的簡女士有高血壓及輕微糖尿病，生活作息正常，每天都會去公園散步聊天。前天中午午覺睡起來後，覺得看東西不清楚，也搞不清楚是哪一隻眼睛模糊，趕緊去附近眼科診所就醫。醫生告訴她眼睛裡面視網膜出血，是中風了，請她轉診至大醫院眼科就診。在醫院眼科接受眼底螢光攝影及視網膜斷層掃描後，醫師告訴她是眼靜脈阻塞，建議簡女士接受眼內藥物注射的療程。

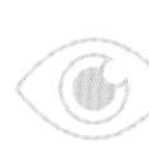

什麼是糖尿病視網膜病變？

糖尿病是一種必須長期抗戰且不會痊癒的文明病，必須經由飲食、運動或藥物來控制。糖尿病主要會影響全身性的小血管，除了常見的腎臟、心血管和周邊血管外，當然也包含眼睛的視網膜微小血管。糖尿病會讓視網膜小血管壁脆弱，進而造成血管通透性增加，容易出血、滲漏及阻塞，進而導致大範圍的視網膜傷害。

根據研究統計顯示，隨著糖尿病罹患的時間越長，以及長期血糖控制不佳，會使得罹患糖尿病視網膜病變的機率大大增加，因此良好的血糖控制是糖尿病病患最重要的課題。

糖尿病患者建議每年至少做 1 次視力篩檢及視網膜檢查。若是已經有糖尿病視網膜病變患者，請遵照醫師指示，按時回診接受各項眼科學檢查，或接受進一步治療（視網膜雷射治療、眼內藥物注射、玻璃體切除手術等），以免延誤病情，造成失明之可能。

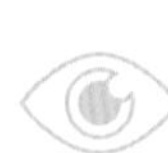

糖尿病視網膜病變的治療

首先應該要注意的是血糖、血壓和血脂的控制。控制良好，有助於延遲糖尿病視網膜病變的發生，就算是已發生病變，嚴格的控制這些危險因子，也可以減緩視網膜病變的惡化。這些有賴於和內科醫師、營養師的諮詢和合作，也必須體認：良好的生活習慣，戒煙、多運動、減肥，都有助於視網膜病變的預防和緩和。

非增生性糖尿病視網膜病變

不需要治療的糖尿病視網膜病變，通常為輕度或中度的非增生性糖尿病視網膜病變。眼底可見點狀出血、滲出物、血管異常，但影響範圍較小，並且沒有新生血管的產生（圖1）。建議此類病患控制

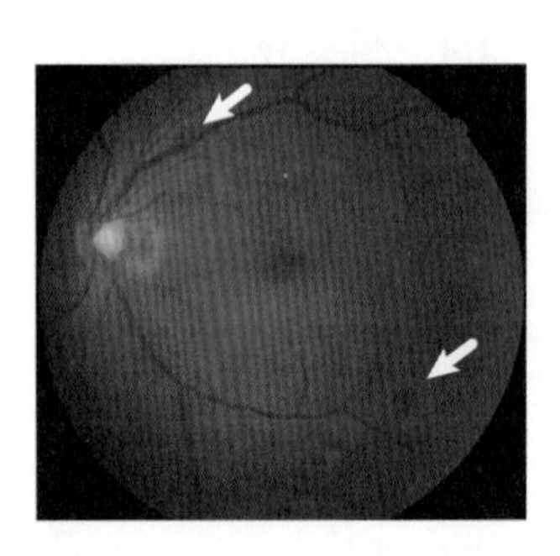

圖1　非增生性糖尿病視網膜病變

飲食，按時吃藥或打針控制血糖，並保持運動習慣，依照眼科醫師指示，按時回診檢查視網膜即可。

增生性糖尿病視網膜病變

重度非增生性或增生性糖尿病視網膜病變，眼底可見嚴重出血及多處滲出物，並且有不正常的新生血管長出（圖2）。因此需要全視網膜雷射術，避免新生血管的滋長，造成更嚴重的後果。

全視網膜雷射術（圖3）和常見的近視雷射手術完全不同，並非是手術，當然也沒有傷口，並且由

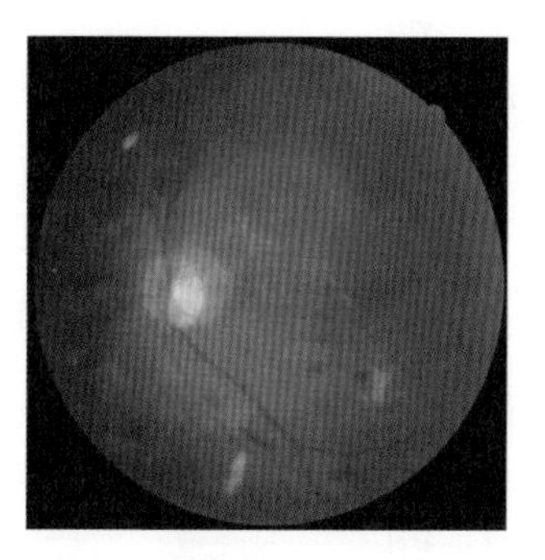

圖 2　重度非增生性或增生性糖尿病視網膜病變

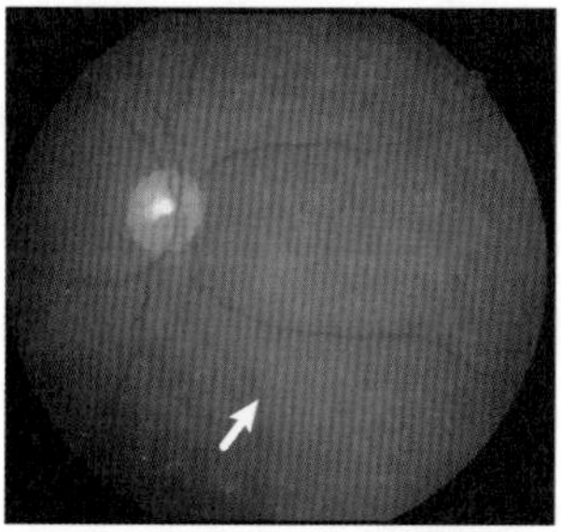

圖 3　全視網膜雷射術過後留下的疤痕

健保全額給付，不需要額外費用，也不需進入手術室，在門診即可施行雷射。依照醫師指示或習慣，可分多次進行視網膜雷射。

在雷射過程中，要依照醫師指示轉動眼球。雷射後，也不需要特別照護，只需按醫師指示，按時點藥即可。雷射完後，當日視力會較模糊，請別緊張，休息1、2天即可回復正常視力。

全視網膜雷射是一種預防性的治療，避免新生血管的滋生擴大，因此，並不會使視力進步。少數糖尿病患者在雷射過後，反而會產生黃斑部水腫現象，這時也請別緊張，只要遵循醫師的治療，視力大部分會恢復的。

玻璃體出血

玻璃體出血通常為增生性糖尿病視網膜病變所引起的。因為視網膜上有不正常血管增生，雖然接受過全視網膜雷射，新生血管還是有可能會繼續增生。不正常的新生血管容易破裂，造成血從血管滲出至眼內玻璃體腔，因此遮蔽視力和視野（圖 4）。一般治療方式為先吃止血藥、觀察，若有服用抗凝血劑，包含阿斯匹林、保栓通、可邁丁、普栓達或拜瑞妥等，建議與內科醫師討論後，暫時減量或停用抗凝血劑。部分有在洗腎的患者，也建議在洗腎時將需要施打的抗凝血劑減半。若玻璃體出血自行吸收後，一般建議再補打視網膜雷射，以避免再度出血。

1. 藥物注射

倘若出血仍不消退，或反覆出血，則在評估沒有牽引性視網膜剝離的情形下，可以考慮先接受眼內藥物注射「抗血管內皮細胞增生因子」。眼內藥物注射是一種安全且快速的手術，在消毒眼睛後，鋪上布單，將眼皮撐開，直接

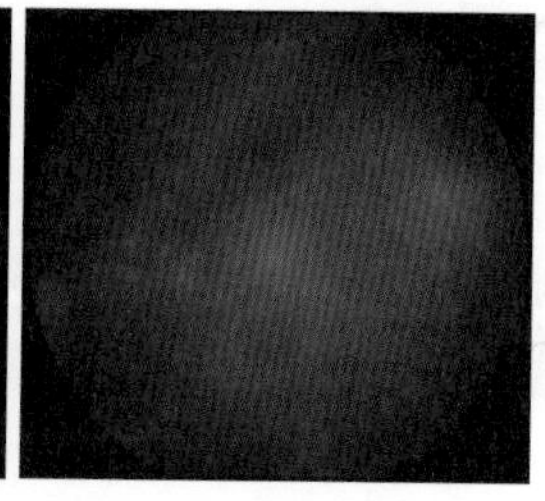
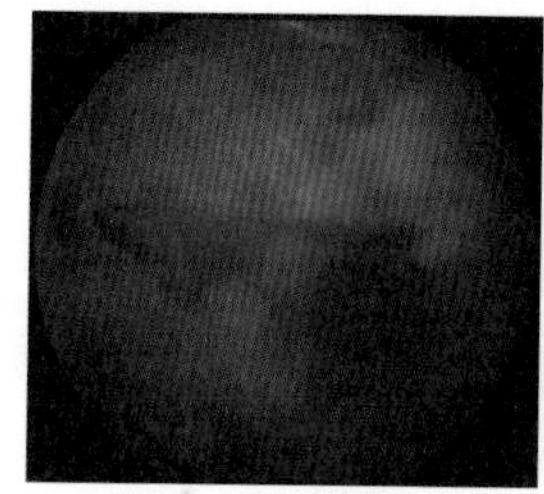

圖 4 玻璃體出血

使用針具將藥物打入眼內，術後只要簡單的照護，避免眼內感染，很快就可以回復正常生活。但是因為藥效只能持續4～6週，所以在出血較吸收後，仍需加強視網膜雷射。

2. 玻璃體切除手術

若接受眼內注射藥物1至2次後，出血仍舊沒有吸收，則會建議安排住院進行玻璃體切除手術，清除血塊並且加上眼內視網膜雷射。目前已經是微創手術時代，所以大部分玻璃體切除手術都不需要縫線。將眼內玻璃體切除乾淨後，會暫時置換成氣體，因此術後會暫時看不到。當氣體逐漸消退，被眼睛內產生的房水完全取代後，就可以恢復光明了。

若是出血拖延太久不處理，小心可能造成牽引性視網膜剝離（圖5），會有失明之可能性，嚴重者還可能變成新生

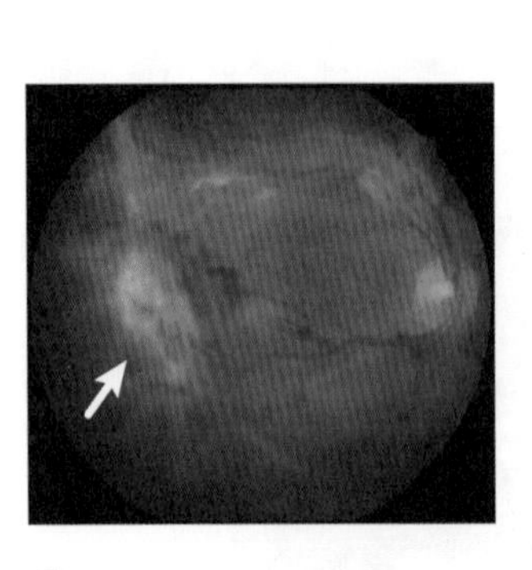

圖5 箭頭處為牽引性視網膜剝離部位

血管性青光眼，不只失明，還會眼壓過高，造成頭痛、不舒服、噁心感。所以及早防範，提早治療，才不會越來越難處理。

糖尿病黃斑部水腫

1. 藥物注射

糖尿病黃斑部水腫，成因為視網膜血管通透性增加，造成滲水及滲血，導致視力中心的黃斑部水腫（圖 6）。

目前首要的治療方式為眼內藥物注射，若是病況符合健保申請條件，可以透過眼科專科醫師

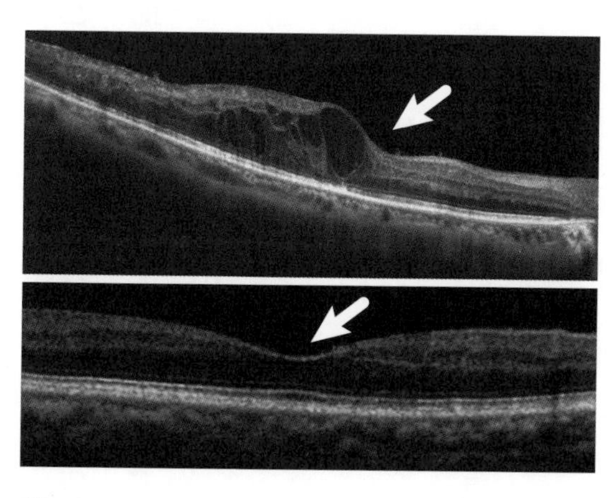

圖 6　上圖為糖尿病黃斑部水腫，下圖為正常黃斑部

向健保署申請，申請的要件為下：

1. 病患之患眼在1個月內的最佳矯正視力需介於0.5～0.05之間，視力太好或太差都不符合健保署規定。

2. 3個月內糖化血色素值（HbA1C）報告必須在10%以下。若是糖化血色素值超過10%，代表目前的血糖控制不佳，施打眼內藥物效果並不好。所以請先控制好血糖，待糖化血色素值達到10%以下。

3. 附上1個月內的眼底螢光攝影及視網膜斷層掃描。

4. 視網膜斷層掃描的黃斑部厚度須超過300微米。

若是符合申請資格，經健保署核准後，即可開始依醫師指示施打眼內藥物。若健保申請未過，則必須自費施打（詳情以健保署公告為主）。

2. 控制血糖

糖尿病視網膜病變最重要的，還是必須認真控制血糖、多運動、飲食控制，若是控制不好，不只眼睛有失明危險，還有洗腎、截肢、感染之可能性。另外，請每年至少檢查1次矯正視力和視網膜，在鄰近的眼科診所或醫院眼科，定期門診追蹤複查。若有初期視網膜病變，請按時回診，並加強控制血糖，並且讓糖尿病醫師知道此事。

若需要進一步安排眼底螢光攝影，請不要排斥，若有需要，也請接受醫師建議，進行雷射治療或眼內藥物注射。糖尿病黃斑部水腫、玻璃體出血和視網膜剝離，是造成糖尿病患者嚴重視力減退的原因。但是按時檢查和及早發現，加上適時的處理，可以避免九成以上失明的發生。尤其最新的藥物治療黃斑部水腫，有高達七到八成的病患視力會進步；而傳統雷射只有五成。而且這些眼內藥物的注射，平均在第一年要打8到9針、第二年只須3到4針，第三年更少，就能逐步讓水腫消退，視力穩定。顯示糖尿病黃斑部水腫只要在2、3年內好好追蹤和治療，配合血糖的控制和身體的調養，是可以痊癒的。

什麼是血管阻塞性視網膜病變？

血管阻塞性視網膜病變就是俗稱的「眼中風」。中風，簡單來說，就是血管內有阻塞或狹窄，造成血管內血流不通，影響血流分布之視網膜組織。另外人體的血管可分為動脈和靜脈，因此眼睛的中風可再細分為眼動脈中風和眼靜脈中風；另外依照血管阻塞影響的範圍，可再分為範圍較大的中央性動脈阻塞、中央性靜脈阻塞，或是阻塞範圍較小的分支性動脈阻塞及分支性靜脈阻塞。簡而言之，就是眼睛中風了，只是不同的阻塞血管種類和範圍大小，會有不同的預後及治療方式。

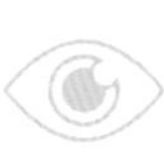

血管阻塞性視網膜病變的治療

眼靜脈阻塞

不管是中央性或分支性靜脈阻塞，眼底檢查可見火焰狀出血、血管扭曲，合併黃斑部水腫（圖7）。治療方式目前一樣以眼內藥物注射「抗血管內皮細胞增生因子」或是「類固醇」為主，只是目前這些藥物健保並無給付，因此全部都需要自費，並且通常需要接受多次注射，直到黃斑部水腫消退。當火焰狀出血逐漸被吸收後，此時醫師會依狀況建議病患再接受視網膜雷射，將視網膜缺血區域用雷射封住，避免缺血區域持續滲漏，也避免因新生血管增生而產生新生血管性的青光眼。

眼靜脈阻塞的預期恢復狀況，通常取決於眼中風時當下的視力。舉例來說，假若眼中風的同時，視力還有0.5以上，則

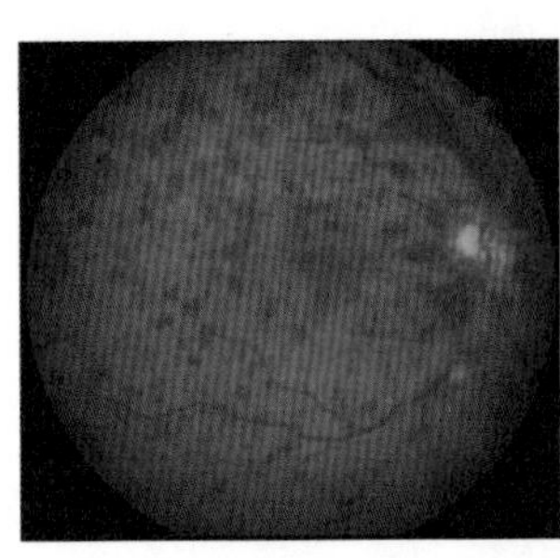
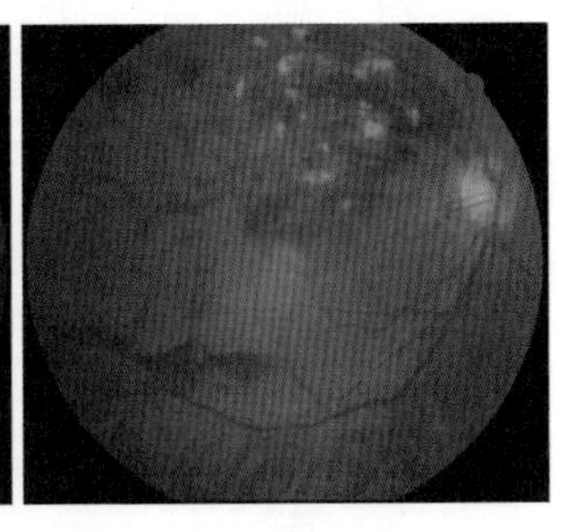

圖 7　左圖為中央性靜脈阻塞，右圖為分支性靜脈阻塞

是所謂的「非缺血性的眼靜脈阻塞」，視力的恢復狀況較好。但是有約三分之一的「非缺血性的眼靜脈阻塞」病患，會逐步發展成「缺血性的眼靜脈阻塞」，因此仍然必須定期追蹤。

相對而言，若是眼中風的同時，視力不到0.1，則恢復狀況相對不好。並且通常伴隨著較嚴重的黃斑部水腫，稱為「缺血性的眼靜脈阻塞」。有時即便接受過多次的眼內藥物注射，仍然持續水腫或反覆水腫，此時也會建議病患接受眼內植入長效型類固醇，效用可達3個月以上，其施打過程和一般眼內藥物注射一樣，安全且快速。在每次的門診追蹤，醫師一樣會請病患接受視網膜斷層掃描，檢查黃斑部水腫是否有消退。

在眼中風的同時，一般會建議病患再仔細地去追蹤自身的血壓、血糖、血脂肪，或接受頸部血管超音波檢查，看看是否有血管狹窄或阻塞的情形發生。

眼動脈阻塞

另一種較少出現的眼中風是「眼動脈阻塞」，眼底在黃斑部可見小紅點（圖8）。原因在於其他視網膜區域都呈現缺血蒼白樣。在眼底螢光攝影檢查確診後，一般會建議接受眼部按摩、前房放水術或高壓氧治療，不過目前所有的治療，成效都不佳。因此眼動脈阻塞的恢復狀況不佳，但仍會建議去檢查自身的血壓、血糖、血脂肪，及接受頸部血管超音波。

總而言之，若是不幸發生眼中風，也請接受醫師建議，進行雷射治療或眼內藥物注射。發生眼中風後，大部分病人接受抗血管內皮細胞增生因子的藥物治療，一樣可以消退黃斑部水腫，穩定視力。最重要的是避免下一次的中風，這次阻塞的是眼睛血管，若是沒有積極控制自身的危險因子，下次阻塞的部位可能是另一眼的血管。

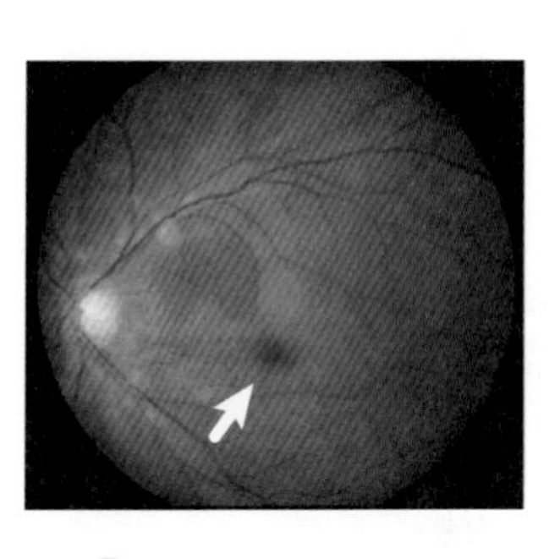

圖8 眼動脈阻塞

Q&A

Q 眼中風的危險因子有哪些？

A 和腦部中風一樣，血管阻塞性視網膜病變的危險因子，包含動脈粥狀硬化、頸動脈狹窄、心臟瓣膜問題或心律不整、糖尿病、高血壓、高血脂、年紀超過60歲、抽菸等。

Q 如何預防眼中風發生？

A 建議積極運動，降低體重，並且控制血糖、血壓、血脂肪在正常範圍內。

Q 視網膜病變有哪些相關的檢查？

A **1. 最佳矯正視力**

在驗光後，會配戴適合的眼鏡，再量測視力。

2. 瞳孔放大眼底檢查

此檢查是為了要散大瞳孔，方便檢查眼底。因此需要點藥水，並且等候20分鐘以後，瞳孔才會擴大。並且在瞳孔放大後，視力會暫時模糊5～6小時，伴隨畏光。所以要預留較長的看診及候診時間，並且不要開車或騎摩托車來就診，以免回家路上因視力不佳而造成危險。若是行動較不便或年紀較大的病患，最好有家屬陪同就醫。雖然近年已有免散瞳相機的問世，不一定每個病人都需要散瞳的步驟，在暗室就可以藉著瞳孔因暗適應自然放大，而攝得影樣。但是，一方面因為糖尿病患者的瞳孔不易自然放大，一方面糖尿病視網膜病變影響的範圍會擴及黃斑部以外的周邊視網膜，因此散瞳大多是必須的，因為可以取得較清晰和範圍較大的視網膜影像，以利診療。

3. 彩色眼底照相

使用特殊照相機，透過瞳孔拍攝視網膜。每次的眼底照相記錄，可以提供醫師參考比較。

4.眼底螢光攝影

由病患血管打入螢光顯影劑，經由血管中螢光劑的顯影，使用特殊攝影機，拍攝出視網膜的病變。檢查後皮膚及尿液顏色會暫時變黃。這些不會造成任何傷害，請不用擔心。檢查後請多喝水，以利螢光藥劑代謝。注射眼底螢光顯影劑，少數患者可能產生局部靜脈或肌肉疼痛，對藥物之過敏反應如噁心、嘔吐、腹痛、盜汗、全身不適、蕁麻疹之全身發癢、呼吸困難等。極少數患者會有藥物過敏而休克，甚至猝死。此檢查時間較長，最好有人陪同前往。

5.視網膜斷層掃描(OCT)

此儀器為近年來最新的檢查,是用來評估影響視力最重要的黃斑部,可以診斷出黃斑部水腫、黃斑部裂孔、黃斑部皺摺等疾病，檢查需要的時間大約為5分鐘。

第11章

王安國 醫師

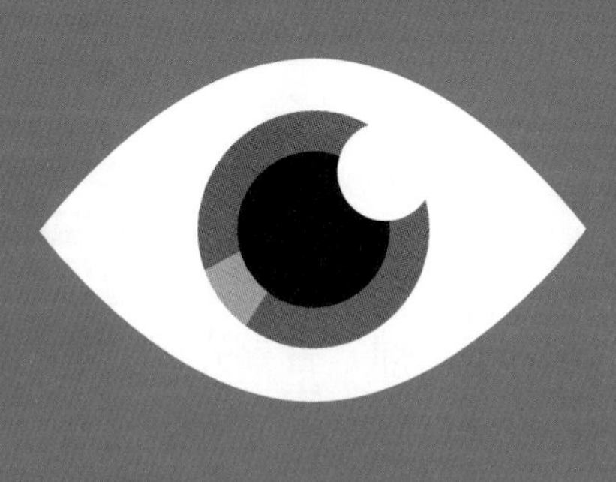

一半視界：前部缺血性視神經病變

病例

什麼是缺血性視神經病變？

前部缺血性視神經病變的治療

Q&A

第11章

一半視界：前部缺血性視神經病變

病例

溫先生是位62歲的數學老師，斯文有禮，沒有一絲火氣，看來一點都不像會中風的性格。溫先生體格中等，高血脂症已經10年，服藥狀況不甚規律，其他並無高血壓或糖尿病病史。4年前有天早上起床後，他發現右眼下方與外側看不到，起初在住家附近的診所檢查說是眼神經中風，後來轉到最有名的醫學中心檢查發現是前部缺血性視神經病變。醫師說沒有有效的藥，也不能開刀，還說應該慶幸沒有瞎掉。那時候，溫先生真的很難接受醫師的話。後來右眼狀況沒有改善，但是也已經適應，由於還看得見，並沒有造成太大困擾。

　　去年11月下旬，有一天早上醒來，溫先生又發現左眼怪怪的，好像有東西擋住，當天到醫院掛急診，做完檢查後醫生說是前部缺血性視神經病變，沒有什麼有效的治療，而且還有惡化的可能，只開了一些阿斯匹靈和眼藥水。那幾天溫先生心情都不太好，常常測試左眼，發現那塊黑影越來越大，從下方開始已經遮到水平線了。過了1個月，溫先生再去回診，醫生說裡面已經消腫了，還好中心線還可以看得到，只是左眼下方和外側都看不見了。

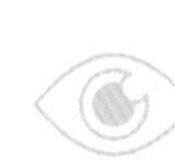

什麼是缺血性視神經病變？

視神經是眼球後的一條神經，連結眼睛到大腦，大約由100萬條神經纖維組成，負責將眼睛看到的資訊傳到大腦。它本身的血流與養分由眼動脈的分支供應，如果這些細小的血管發生阻塞，就會造成視神經梗塞，臨床上稱為缺血性視神經病變，又稱視神經中風。

缺血性視神經病變的分類

依栓塞位置的不同，可分為前部缺血性視神經病變和後部缺血性視神經病變。一般來說，前部缺血性視神經病變之栓塞位置在視神經盤，眼底檢查可見視神經盤水腫；而後部缺血性視神經病變之栓塞位置，在眼球後方的視神經，眼底檢查沒有視神經盤水腫。參考國外研究顯示，前部缺血性視神經病變較多，約占90％以上，故下文以前部缺血性視神經病變為主。

前部缺血性視神經病變是50歲以上患者最常見的急性視神經病變，依據發病原因，又可再分為血管炎性以及非血管炎性前部缺血性視神經病變，以下就兩者分別說明：

1. 血管炎性病變

血管炎是血管內發炎，可能造成出血或血管栓塞，若供應視神經血流的小血管發炎，就可以造成前部缺血性視神經病變，這是一種眼科急症，若不及時治療，可能會導致視力喪失。

血管炎最常見原因是巨大細胞血管炎，好發於白人及女性，其盛行率隨著年齡增加，在西方國家較常見，約占缺血性視神經病變的5～10％，在臺灣則較罕見，大部分的患者超過65歲，高達50％巨大細胞血管炎患者以眼部症狀作為表現，眼睛表現為視力喪失或複視，其中70～80％有血管炎性前部缺血性視神經病變，其視力喪失程度通常較非血管炎性更為嚴重，發病時約54％病人視力為僅看得見手指數，或甚至連光線也看不到，眼底檢查可見其視神經盤嚴重水腫且蒼白。

患者除了眼部症狀外，可能伴有全身性症狀，如咀嚼疼痛、頭痛、頭皮壓痛、頸部疼痛、疲倦、體重降低、發燒等等。

其他較少見的血管炎包括：結節性多動脈炎、紅斑性狼瘡、類風濕性關節炎以及復發性多發性軟骨炎等。

2. 非血管炎性病變

非血管炎性前部缺血性視神經病變，臨床上常觀察到患者的視神經盤構造較為擁擠，此種較小且擁擠的視神經盤，猶如高速公路上放置路障，易造成交通事故，可能導致視神經纖維的軸突運輸或微循環較差，使視神經較易受到缺血性傷害。

此外，還有一些可能相關的危險因子，包括高血壓（約50%）、糖尿病（約25%）、眼壓上升、過度凝血狀態、急性低血壓或貧血、睡眠呼吸中止症候群等，如果有這些危險因子，都會增加發病的機率。

文獻報告發生率約為每年每10萬人2.3～10.2個病案，通常發生於50歲以上的患者，典型表現為突發無痛性單眼視力喪失，可能因夜間低血壓之故，造成視神經血流不足，很多病人在清晨醒來時，發現自己的視力喪失。

眼科檢查可見視力減退，大約有三分之二病人視力小於0.3，患側眼有瞳孔光反應異常，眼底檢查可見視神經盤水腫，合併有視野缺損，最常見為下半部視野缺損，其次為上半部或弧形視野缺損。在發病4～6週後，視神經盤水腫將逐漸消退，轉變為局部視神經盤蒼白。

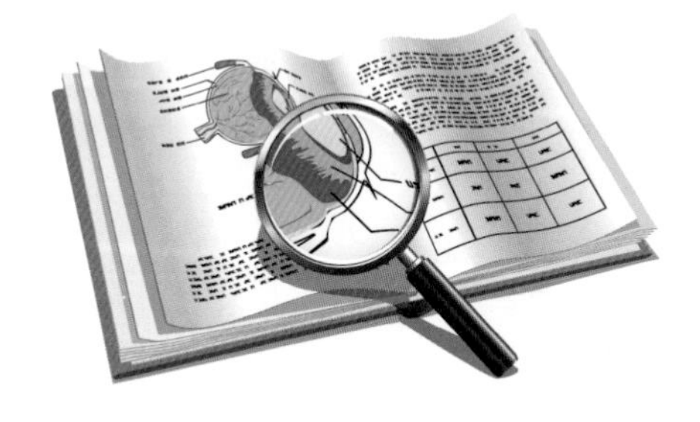

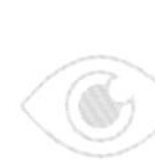

前部缺血性視神經病變的治療

由於血管炎性與非血管炎性的治療方式不同，分別敘述如下：

血管炎性病變的治療

血管炎性前部缺血性視神經病變之病人，應及早開始接受類固醇治療，可避免永久性的視力喪失。但是，即使接受治療，也只有4～15%病患的視力獲得改善，但其視野缺損仍持續存在。使用類固醇可預防另一眼被波及，但有時即便有高劑量類固醇治療，視力仍可能在數天之內繼續惡化或影響到另一眼。

治療的方式，一般建議以靜脈內注射大劑量類固醇數天，之後再換成口服類固醇，持續治療4～6週後，再緩慢減量，持續12～18個月，同時亦需監測發炎指數。

使用期間需注意相關的併發症（如血壓、血糖不穩等），長期使用的併發症也要特別注意，尤其是老年人，需特別注意胃潰瘍及骨質疏鬆的可能性。

非血管炎性病變的治療

對於非血管炎性前部缺血性視神經病變，目前尚無確立有效的治療方法，我們建議每位病患均接受抽血，檢查發炎指數與血管相關危險因子，以排除巨大細胞動脈炎之可能。同時也要控制血管相關危險因子，如保持平穩的血壓、控制血糖與血脂肪在正常範圍等。

目前尚在研究中的治療方法很多，例如結膜下注射血管擴張劑、給予降血壓藥物、紅血球生成素、抗凝血劑、口服類固醇、高壓氧治療，以及在玻璃體內注射類固醇或血管內皮生長因子抗體等，這些治療方式都還在研究階段，尚無確切之結論。

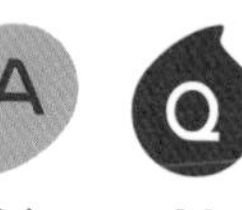

Q 前部缺血性視神經病變是否會影響另一眼？

A 前部缺血性視神經病變本身並不會影響另一眼，但由於病人的雙眼視神經盤的解剖構造類似，所以非血管炎性前部缺血性視神經病變患者，其另一眼通常也較小而擁擠，容易受血流不足之影響，因此另一眼發病時有所聞，5年內發病的機率大約占12～15％。另外，同一眼復發的機率不高，可能因為發病後，部分視神經萎縮緩解了視神經盤的擁擠狀態，只有小於5％的病人會在同一眼復發。

血管炎性前部缺血性視神經病變的另一眼發病率較高，若未接受類固醇治療，有50％病人可能在數天至數週內，發展為雙側性病變。

Q 得到前部缺血性視神經病變，飲食要注意什麼？吃葉黃素有效嗎？

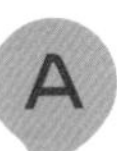

葉黃素是一種類胡蘿蔔素，它與玉米黃素存於視網膜的黃斑部，具有阻擋高頻光波以保護黃斑部的功能，但是，**並無醫學證據顯示葉黃素有助於缺血性視神經病變**。

此外，維他命B群與葉酸對於視神經保健很重要，缺乏時可能造成營養性視神經病變。在發生缺血性視神經病變時，雖然並無特別需要補充維他命B群，但可考慮適量服用。另外，魚油是粹取自富含ω-3脂肪酸的魚類油脂，含有大量的ω-3脂肪酸，對治療高三酸甘油脂與預防心臟病有效。所以，攝取魚油可以幫忙控制血管相關危險因子，以缺血性視神經病變而言，或許對於防止另一眼發作有幫助。

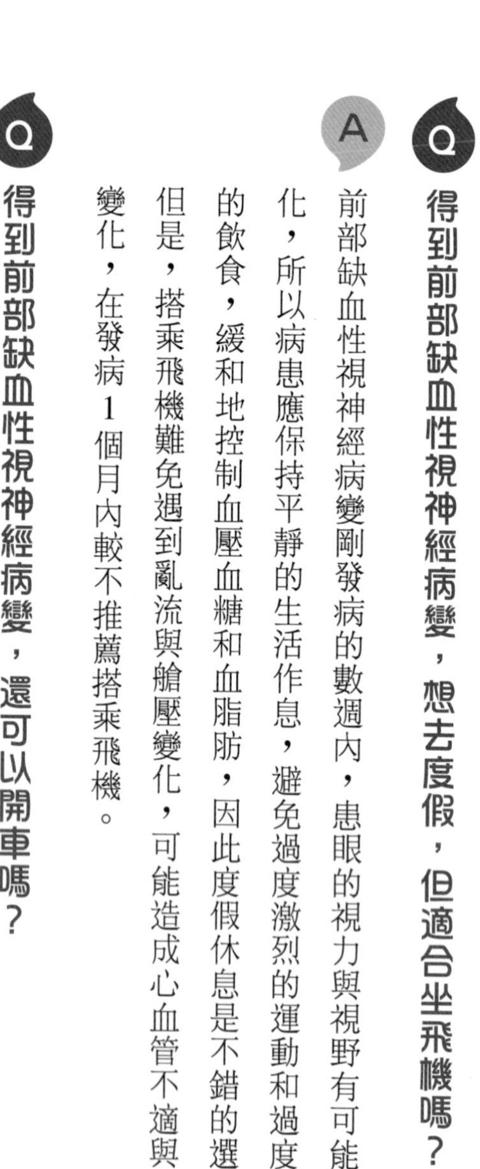

Q 得到前部缺血性視神經病變，想去度假，但適合坐飛機嗎？

A 前部缺血性視神經病變剛發病的數週內，患眼的視力與視野有可能會惡化，所以病患應保持平靜的生活作息，避免過度激烈的運動和過度刺激的飲食，緩和地控制血壓血糖和血脂肪，因此度假休息是不錯的選項。但是，搭乘飛機難免遇到亂流與艙壓變化，可能造成心血管不適與血壓變化，在發病1個月內較不推薦搭乘飛機。

Q 得到前部缺血性視神經病變，還可以開車嗎？

A 如果中心視力喪失，因為正前方的影像都看不清楚，應該無法開車。如果仍保留中心視力，但殘留視野缺損，則需評估雙眼視野範圍。根據美國標準，雙眼水平視野存留120度、垂直視野存留40度以上者，仍可駕車，但是建議應一直保持警覺，持續轉動頭部，來擴大視野區域。

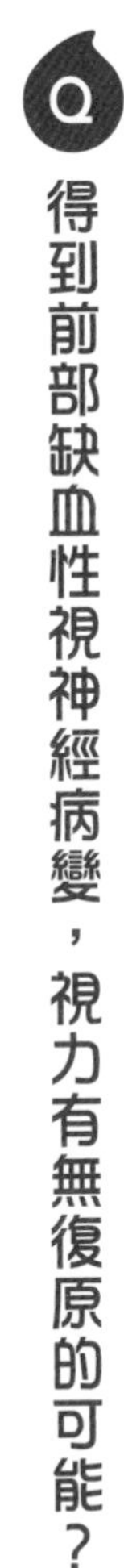

Q 得到前部缺血性視神經病變，視力有無復原的可能？

A 血管炎性前部缺血性視神經病變之病人復原機率低，即使接受類固醇治療，只有4～15％患眼獲得視力改善，且其視野缺損通常仍持續存在。

非血管炎性前部缺血性視神經病變，在唯一的大型臨床試驗「前部缺血性視神經病變減壓試驗」的報告中顯示，追蹤6個月後，約有43％患眼獲得視力改善，用視力表檢測進步3排，大約就是進步0.3；而在2年追蹤時，31％病人仍保有此項視力。

Q 醫生說我得到前部缺血性視神經病變，建議我做顳動脈切片檢查，有必要嗎？

A 顳動脈是位於太陽穴位置的血管，由於巨大細胞血管炎常侵犯此血管，所以顳動脈切片為診斷巨大細胞血管炎的標準方法。如果抽血檢查發現，血液內發炎指數有升高的現象，病人又有全身性徵狀，例如疲倦發燒等，就應接受切片檢查。其實，亞洲國家巨大細胞血管炎的盛行率極低，所以需要切片的病例也很少。

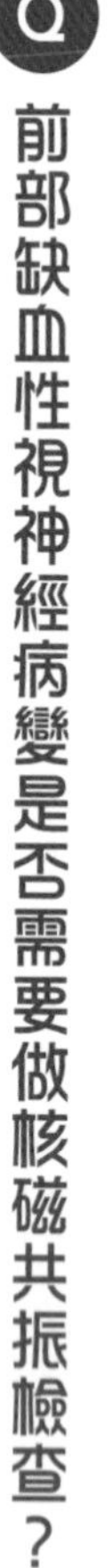

Q 前部缺血性視神經病變是否需要做核磁共振檢查？

A 核磁共振（視神經磁振造影）通常不是必要的檢查，但這項檢查可用於排除其他病變之可能。

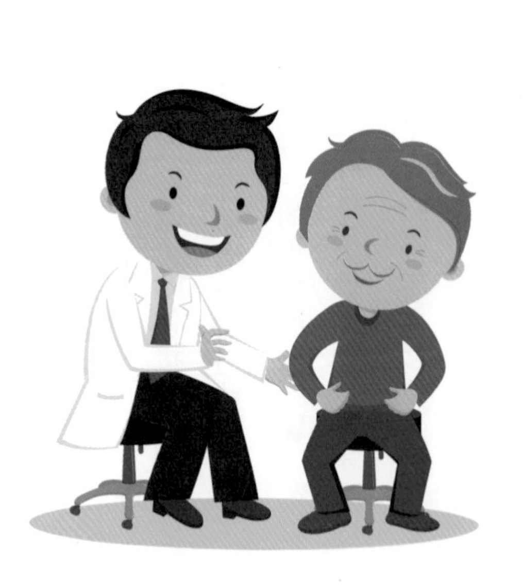

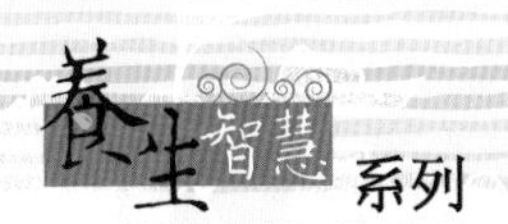

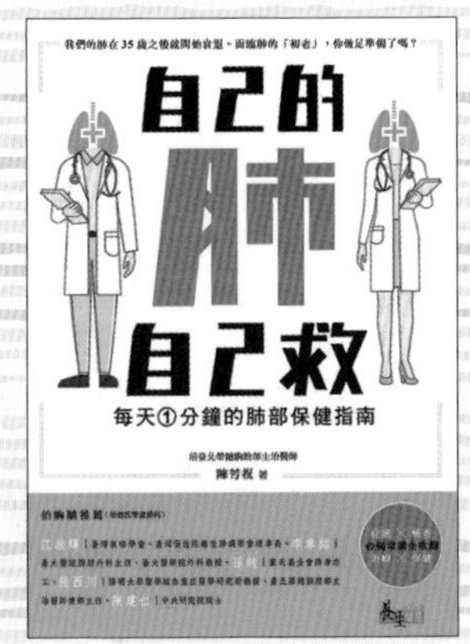

自己的肺自己救

陳芳祝／著

我們的肺在35歲之後就開始衰退
面臨肺的「初老」，你做足準備了嗎？

為照顧國人健康、解答患者的困惑、釐清你我常有的迷思，前台北榮總胸腔部主治醫師陳芳祝，將三十餘年的從醫經驗整理為這本淺顯易懂的指南。患者可藉本書鞏固必備知識，避免病情惡化；健康的人能從中打好保健根基，常保肺部健康。不論上班族、家庭主夫／婦、青少年還是銀髮族，都能將本書作為案頭指南，讓自己一步步邁向「肺」常健康的人生。

★本書特色

【資歷豐富】作者從醫三十餘年的豐富經驗，讓本書既實用又令人安心。
【你問我答】透過一問一答，俐落明快、深入淺出地帶出各種保健知識。
【破解迷思】精心設計「迷思破解」單元，釐清一般人常見的錯誤觀念。
【面面俱到】全面闡述各種肺疾的症狀、檢查、診斷、治療與保健方式。
【自我檢查】提供具體症狀描述與評估量表，就醫前可先進行自我檢查。
【體貼長者】銀髮族相關重點以特別色強調，提醒長者及其照護者注意。

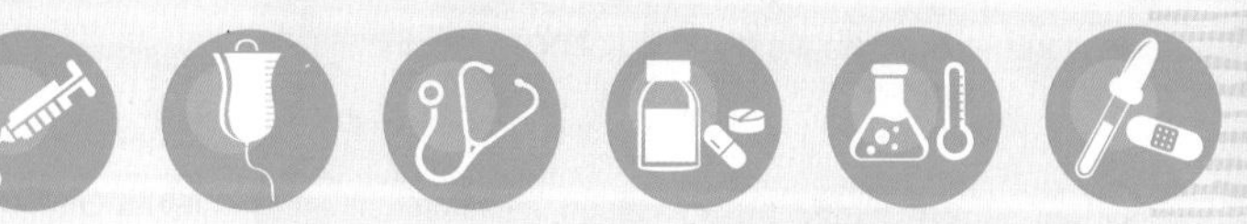
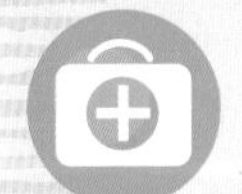
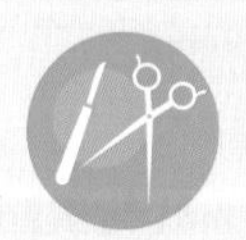
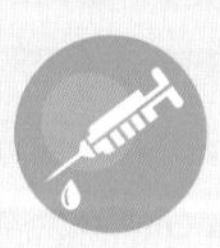
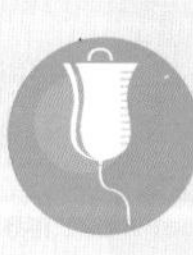
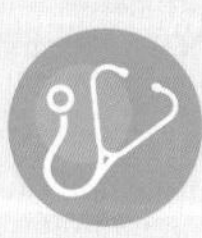
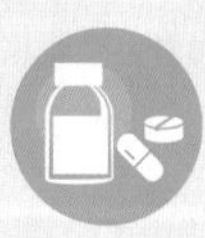
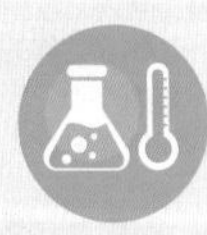